中西医结合
重症医学手册

主　编　齐文升

中国健康传媒集团
中国医药科技出版社

内 容 提 要

《中西医结合重症医学手册》是一本贴近临床实际、能够指导重症监护室日常工作的口袋书。全书简明扼要，特色鲜明，实用性强，既包括了现代医学的监护治疗，也包括了特色的中医治疗技术和方法，旨在为住院医师和专科医师提供帮助。

图书在版编目（CIP）数据

中西医结合重症医学手册／齐文升主编—北京：中国医药科技出版社，2018.12

ISBN 978 - 7 - 5214 - 0574 - 3

Ⅰ.①中…　Ⅱ.①齐…Ⅲ.①险症—中西医结合疗法—手册　Ⅳ.①R459.7 - 62

中国版本图书馆 CIP 数据核字（2018）第 263280 号

美术编辑　陈君杞
版式设计　张　璐
出版　**中国健康传媒集团**｜中国医药科技出版社
地址　北京市海淀区文慧园北路甲 22 号
邮编　100082
电话　发行：010 - 62227427　　邮购：010 - 62236938
网址　www.cmstp.com
规格　787×1092mm ½₃₂
印张　8⅜
字数　149 千字
版次　2018 年 12 月第 1 版
印次　2018 年 12 月第 1 次印刷
印刷　北京市密东印刷有限公司
经销　全国各地新华书店
书号　ISBN 978 - 7 - 5214 - 0574 - 3
定价　**28.00 元**

编 委 会

序 Foreword

重症监护室工作繁杂紧张，既需要坚实的医学理论基础，又需要一定的临床经验，以作出迅速的判断和决策。初来重症监护室的年轻医生，面对这样的局面往往会顾此失彼，手忙脚乱，他们急需一本口袋书，随时翻检，以解决临床遇到的实际问题。

广安门医院重症监护室已成立二十余年，在齐文升主任的带领下，科室在应用现代医学理论和技术的基础上，坚持运用中医手段解决危重症临床问题，在中医治疗危重症方面积累了大量经验。他们编写的这本手册，简明扼要，特色鲜明，实用性强，既包括了现代医学的监护治疗，也包括了特色的中医治疗技术和方法。

希望这本手册能给在重症监护室工作的住院医师、规培医师、研究生等提供快速、准确的临床指导和帮助。

王阶
二〇一八年元月于北京

前 言 Preface

重症医学是现代医学的重要组成部分，是一门研究危重病证发生、发展规律及诊治的学科。重症医学是以危重病为研究对象，以基础医学与临床医学的相互结合为基础，以专业学科为支撑，以现代化的监测及干预技术为方法，对危重病进行及时、有效的治疗，以最终提高危重病人的生存率为目的的医学专业学科。ICU 是重症医学的依托单位，是专门收治重症病人，将病人集中管理、精心监测和精准治疗的单位，ICU 的建立是医院现代化建设的标志，也是医院综合救治水平的体现。

中医治疗急危重症历史悠久，内容丰富，认为中医是"慢郎中"，不能治急重症的看法是一种偏见和无知。东汉张仲景《伤寒杂病论》开创了急症辨证论治的先河，对高热、结胸、出血、暴泻、厥逆等总结出了较系统的理法方药，在杂病论的《金匮要略》里就有心肺复苏的明确记载；唐朝孙思邈所著《千金要方》共 30 卷，其中讨论解毒急救有两卷，记载了大量的急症治疗方法和方药，如急性中毒的处理等；宋《和剂局方》的紫雪丹、至宝丹、苏合香丸一直沿用至今；经过两宋金元时期的变革发展，时至明清，温病学崛起，使中医外感热病及其相关重症医学的发展，从理论到临床不断得到完善。

我院 ICU 自 1997 年建科时起，即以中西医结合治疗危重症为目标，坚持两条腿走路，要求既掌握现代医学的相关基础理论、临床知识以及现代仪器设备的操作技能，又要能够熟练地运用中医的临床辨证思维，运用中医的理法方药，解决危重病患者的临床问题。二十余年过去了，科室规模和人员有了大幅增加，年轻医生增加了很多，而且每年还接收一定数量的住院医师、规培医生、实习医生及基层进修医生，他们都热切期望有一本内容简练、全面、新颖的常规诊疗手册，作为临床工作的参考，为满足这一需求，在医院领导的大力支持下，我们组织了科室专家编写了这本《中西医结合重症医学手册》作为工具书。

本书浅显而详尽地介绍了重症监护室的相关规定、重症医学的基本问题、临床常见危重病及危重病常用诊疗技术，同时记述了具有我科特色的一些中医中药方法在危重病中的应用，力使中西医结合的诊疗技术更加全面。由于编者水平有限，再加上编写时间仓促，本书难免存在一些疏漏或不足之处，敬请广大读者批评指正。

齐文升

2018 年 10 月

目 录 Contents

第一部分 总 论

第二部分 常见病证诊疗要点

第一部分 总 论

第一章 工作常规

一、ICU 医生的基本素质

1. 正确处理临床三大关系

1.1 主观与客观的关系：主观认识尽量与患者实际情况相一致，不要以点带面，避免主观臆测。

1.2 整体与局部的关系：患者的病变可能发生在某一局部器官或组织，然而局部病变可能影响全身，患者的主诉不一定就是病变所在。

1.3 共性与个性的关系：一种疾病的临床表现有其一定的特点和规律，但是疾病发生于人体时，受到患者具体情况和其他因素的影响，所发疾病的临床表现并不是千篇一律，常因人而异。

2. 诊断思维的顺序不同于普通专科，诊断思路应从重症到轻症，把最致命疾病放在首位，不要按概率排序。

3. 勤于思考，善于抓主要矛盾。检查的顺序要合理安排，要学会综合各方意见做出最有利于患者的决策，不要自己拿主意、定方案。

4. 学会观察患者，反复查看，不遗漏任何潜在的临床危险征兆，重视生命体征，实事求是，及时记录，勤交代，多签字。

5. 强调诊断治疗的时效性，强调目标性治疗；救治患者要尽可能应用快速、有效的中医、西医措施。

6. 和患者家属、兄弟院科同事，要善于沟通，纵横周全，勇于承担责任，不推诿，不逃避，全面把控局势。

7. 除详尽地交代患者的病情和预后外，必须和患者家属保持一定距离，决不能接受患者家属的钱物和吃请。

8. 要拥有强健的体魄和无私奉献的精神以及团队协作意识，时刻维护医院和同事的形象。

二、工作制度

1. 查房制度：每周一、四主任查房，每天早上副主任及主治医师查房，布置当天的治疗任务。规培住院医师在主治医师指导下完成日常诊疗工作。

2. 白班职责

◆ 参加查房，完成当天医疗工作，记录病程。与夜班交接班。

◆ 收新患者。

◆ 每天早上抽血完成科内血气分析，周一、周四必须在八点前完成该项工作。

◆ 开第二天常规化验：<u>全血细胞分析＋CRP、急诊生化、DIC</u>。每周一、周四开细菌真菌学或 PCT、BNP检查。

◆ 每周三、周日准备第二天主任查房：<u>做心电图、拍胸片、打印中药方</u>。

三、收患者程序

1. 收治标准

◆ 急性、可逆、危及生命的器官功能不全。

◆ 存在各种高危因素、具有潜在生命危险。

◆ 在慢性器官功能不全基础上，出现急性加重危及生命。

◆ 慢性消耗性疾病的终末状态、不可逆疾病一般不属于 ICU 收治范围。

2. 新患者常规

◆ 向家属交待病情，签病重通知单、有创抢救知情同意书、自费知情同意书。

◆ 开常规化验检查：<u>全血细胞分析＋CRP＋血型、生化全项＋cTNI、DIC、肝炎病毒系列、梅毒＋艾滋、甲功四项、肿瘤标记物、BNP、细菌真菌学检查、尿常规、便常规、细菌培养＋药敏、细菌涂片（痰、尿、便）、心脏超声、腹部超声、胸片、心电图（自作）</u>。

◆ 书写病历：8 小时内完成首程，24 小时内完成入院记录，48 小时内完成主任查房记录。

◆ 每个新患者均需在入室 24 小时之后完成 A-PACHE－2 评分（ICU 停留不足 24 小时者除外），并在规定时间完成其他相关评分。

四、工作注意事项

1. 进入监护室须换 ICU 工作服、工作鞋。工作服不可穿出病区。如需去其他科室须外穿白衣，换鞋。工作服每日更换，下班后脏衣服扔到指定区域。

2. 检查每个患者前后均应进行手消毒，使用每个床单位独立配备的听诊器，不得使用自己的或其他床单位的听诊器。长发须束起。操作时必须戴帽子和口罩，每日更换。

3. 保持监护室安静，不得大声喧哗、说笑、玩手机，尤其是探视期间。

（齐文升　赵　昕）

第二章 ICU 评分系统

一、APACHE Ⅱ 评分（急性生理和慢性健康评分 Ⅱ）：总分 = A + B + C

A. 急性生理学评分（APS）

变量	4	3	2	1	0	1	2	3	4
体温（℃）	≥41	39.0 ~ 40.9		38.5 ~ 38.9	36.0 ~ 38.4	34.0 ~ 35.9	32.0 ~ 33.9	30.0 ~ 31.9	≤29.9
MAP	≥160	130 ~ 159	110 ~ 129		70 ~ 109		50 ~ 69		≤49
心率（次/分）	≥180	140 ~ 179	110 ~ 139		70 ~ 109		55 ~ 69	40 ~ 54	≤39
呼吸频率（次/分）	≥50	35 ~ 49		25 ~ 34	12 ~ 24	10 ~ 11	6 ~ 9		≤5
PaO_2（FiO_2 <50% 时），$AaDO_2$（FiO_2 ≥50% 时）					>70	61 ~ 70		55 ~ 60	<55
		≥500	350 ~ 499	200 ~ 349		<200			

变量	4	3	2	1	0	1	2	3	4
$PaCO_2$	$AaDO_2 = 713 \times FiO_2 - 1.25 \times PaCO_2 - PaO_2$								
动脉血 pH 值或 HCO_3^-（无 pH 时）	≥7.7	7.60 ~ 7.69		7.5 ~ 7.59	7.33 ~ 7.49		7.25 ~ 7.32	7.15 ~ 7.24	<7.15
	≥52	41.0 ~ 51.9		32 ~ 40.9	21.8 ~ 31.9		18 ~ 21.9	15 ~ 17.9	<15
Na（mmol/L）	≥180	160 ~ 179	155 ~ 159	150 ~ 154	130 ~ 149		120 ~ 129	111 ~ 119	≤110
K（mmol/L）	≥7	6.0 ~ 6.9		5.5 ~ 5.9	3.5 ~ 5.4	3 ~ 3.4	2.5 ~ 2.9		<2.5
肌酐 mg/dl（ARF×2）	≥3.5	2.0 ~ 3.4	1.5 ~ 1.9		0.6 ~ 1.4		<0.6		
HCT	≥60		50 ~ 59.9	46 ~ 49.9	30 ~ 45.9		20 ~ 29.9		<20
WBC（×10^9）	≥40		20 ~ 39.9	15 ~ 19.9	3 ~ 14.9	1 ~ 2.9			<1
15 ~ GCS 评分	E 睁眼		V 言语		M 运动		GCS = （　　　）		

※所有参数取入 ICU24 小时内最差值

※平均动脉压 = （收缩压 + 2 × 舒张压）/3

※Cr 1mg/dl = 88.4mmol/L

※急性肾衰竭定义：每日尿量 <410ml 或每日肌酐升高 >132.6μmol/l，且未接受长期透析（腹透或血透）治疗。急性肾衰竭时分值需 ×2。

B. 年龄评分

年龄	≤44	45 ~ 54	55 ~ 64	65 ~ 74	≥75
分数	0	2	3	5	6

C. 慢性健康状况评分

如果患者有严重的器官系统功能不全病史或免疫抑制，应如下评分：①非手术或急诊手术后患者 −5 分；②择期术后患者 −2 分。

定义：器官功能不全和免疫功能抑制状态必须在此次入院前即有明显表现，并符合下列标准。

肝脏：活检证实肝硬变，明确的门脉高压，既往由门脉高压造成的上消化道出血；或既往发生过肝脏功能衰竭/肝性脑病/昏迷。

心血管系统：纽约心脏协会心功能四级。

呼吸系统：慢性限制性、阻塞性或血管性疾病导致的严重活动受限，如不能上楼或从事家务劳动；或明确的慢性缺氧、高碳酸血症、继发性红细胞增多症、严重肺动脉高压（>40mmHg），或呼吸机依赖。

肾脏：接受长期透析治疗。

免疫功能抑制：患者接受的治疗能抑制对感染的耐受性，如免疫抑制治疗、化疗、放疗、长期或最近大剂量类固醇治疗，或患有足以抑制对感染耐受性的疾病，如白血病、淋巴瘤、AIDS。

二、GCS 评分（Glasgow 昏迷评分）总分 = E + V + M

积分	6	5	4	3	2	1
E 睁眼反应			自动睁眼	呼唤睁眼	刺痛睁眼	不能睁眼
V 言语反应		回答切题	回答不切题	答非所问	只能发音	不能言语
M 运动反应	遵嘱运动	刺痛能定位	刺痛能躲避	刺痛屈曲	刺痛伸展	不能活动

气管插管/切开患者语言评分以 Vt 表示，或者只评 1、3、5 分。

三、RASS 镇静评分（Richmond Agitation – Sedation Scale）

+ 4	有攻击性	有暴力行为，对工作人员造成威胁
+ 3	非常躁动	试图拔除气管插管、胃管或静脉置管
+ 2	躁动	频繁无目的的动作，与呼吸机对抗
+ 1	不安、焦虑	焦虑、紧张，但身体动作不激烈
0	清醒、平静	清醒自然状态
− 1	浅睡	没有完全清醒，但声音刺激能保持觉醒（睁眼，对视 ≥ 10 秒）
− 2	轻度镇静	声音刺激能够保持短时觉醒并有短暂对视（≤ 10 秒）

-3	中度镇静	声音刺激后有反应或睁眼（无眼睛对视）	
-4	重度镇静	对身体刺激有反应或睁眼	
-5	不能唤醒	对声音及身体刺激都无反应	

四、Glasgow – Pittsburgh 昏迷评分（Glasgow – Pittsburgh Come Scale GCS – P）

项目	内　　　容	评分
睁眼	自己睁眼 大声提问时睁眼 捏患者时睁眼 捏患者时不睁眼	4 分 3 分 2 分 1 分
语言反应	能正确会话，有定向力 言语错乱，定向障碍 语言能被理解，但无意义（不适当用语） 能发声，但不能被理解 不发声	5 分 4 分 3 分 2 分 1 分
运动反应	可以执行简单指令 捏痛时能拨开医生的手 捏痛时能抽出被捏的肢体（逃避） 捏痛时呈去皮质强直（屈曲） 捏痛时呈去大脑强直（直伸） 毫无反应	6 分 5 分 4 分 3 分 2 分 1 分

项目	内　　容	评分
瞳孔对光反应	正常	5分
	迟钝	4分
	两侧反应不同	3分
	大小不等	2分
	无反应	1分
脑干反射	全部存在	5分
	睫毛反射消失	4分
	角膜反射消失	3分
	眼脑及眼前庭反射消失	2分
	上述反射消失	1分
抽搐	无抽搐	5分
	局限性抽搐	4分
	阵发性大发作	3分
	连续大发作	2分
	松弛状态	1分
自发性呼吸	正常	5分
	周期性	4分
	中枢过度换气	3分
	不规则/低呼吸	2分
	无呼吸	1分

最大得分 35 分，预后最好；最小得分 7 分，预后最差。

五、谵妄评估量表（CAM – ICU）

谵妄评估量表（CAM – ICU）是一种有效和可靠的谵妄检测工具。

首先评估镇静状态，如 RASS 得分 – 3 ～ + 4，进行下一步谵妄评估：

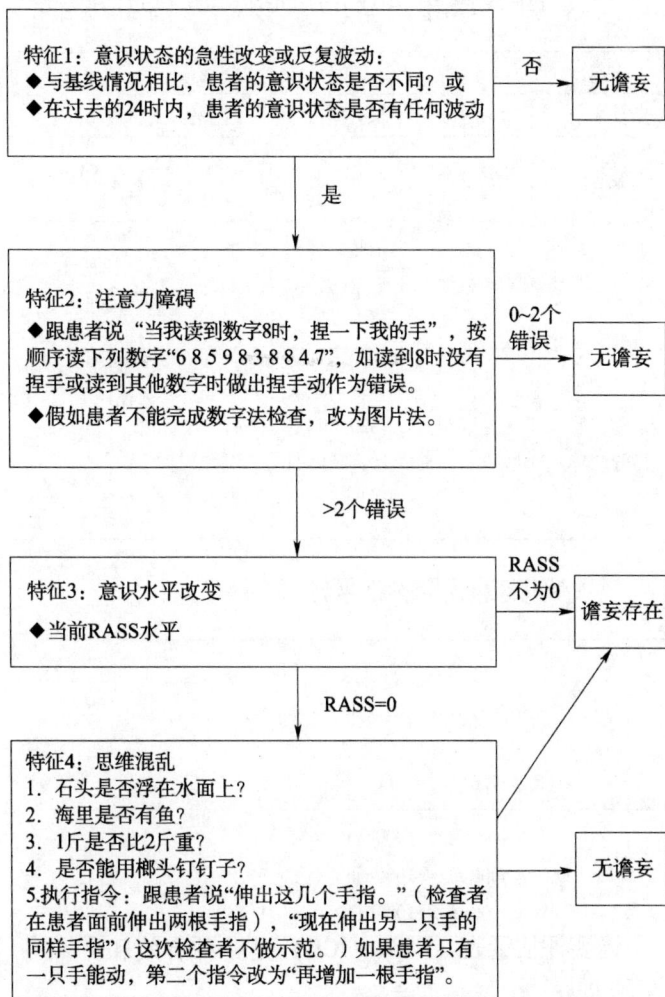

特征1：意识状态的急性改变或反复波动：
◆与基线情况相比，患者的意识状态是否不同？或
◆在过去的24时内，患者的意识状态是否有任何波动

→ 否 → 无谵妄

是 ↓

特征2：注意力障碍
◆跟患者说"当我读到数字8时，捏一下我的手"，按顺序读下列数字"6 8 5 9 8 3 8 8 4 7"，如读到8时没有捏手或读到其他数字时做出捏手动作为错误。
◆假如患者不能完成数字法检查，改为图片法。

→ 0~2个错误 → 无谵妄

>2个错误 ↓

特征3：意识水平改变
◆当前RASS水平

→ RASS不为0 → 谵妄存在

RASS=0 ↓

特征4：思维混乱
1. 石头是否浮在水面上？
2. 海里是否有鱼？
3. 1斤是否比2斤重？
4. 是否能用榔头钉钉子？
5.执行指令：跟患者说"伸出这几个手指。"（检查者在患者面前伸出两根手指），"现在伸出另一只手的同样手指"（这次检查者不做示范。）如果患者只有一只手能动，第二个指令改为"再增加一根手指"。

→ 谵妄存在

→ 无谵妄

注：特征 1＋2＋3 或 1＋2＋4 为阳性，即说明患者存在谵妄。

六、BPS 疼痛评分 the behavior pain scale

评分	1分	2分	3分	4分
面部表情	放松	部分紧张	完全紧张	扭曲
上肢运动	无活动	部分弯曲	手指、上肢完全弯曲	完全回缩
通气依从性（插管患者）	完全耐受	呛咳，大部分时候能耐受	对抗呼吸机	不能控制通气
发声（非插管患者）	无疼痛相关发声	呻吟≤3次/min 且每次持续时间≤3s	呻吟>3次/min 且每次持续时间>3s	咆哮，或使用"哦""哎哟"等言语抱怨，或屏住呼吸

七、临床肺部感染评分（CPIS）

项目	内　　容	分值
体温	≥36.5℃且≤38.4℃	0
	≥38.5℃且≤38.9℃	1
	≥39.0℃或≤36℃	2
白细胞计数	≥4000 且≤11000mm³	0
	<4000 或>11000mm³	1
	<4000 或>11000mm³且分叶核>50%	2
气道分泌物	无痰或少痰	0
	中－大量，非脓性痰	1
	中－大量，脓性痰	2

项目	内　　容	分值
氧合指数	>240	0
	≤240	2
胸部 X 线	无浸润影	0
	斑片状浸润	1
	融合片状	2
气道吸取标本培养	培养致病菌≤1 次 + 或未生长	0
	培养致病菌 >1 次 +	1
	培养与革兰氏染色发现相同菌 >1 次	2

CPIS 评分≥6 分考虑存在 HAP。

八、Murray 急性肺损伤评分

1. 胸片评分	评分	2. 氧合评分：PaO_2/FiO_2	评分
无异常	0	>300	0
1 象限受累	1	225~299	1
2 象限受累	2	175~224	2
3 象限受累	3	100~174	3
4 象限均受累	4	<100	4
3. PEEP 评分	评分	4. 顺应性评分	评分
<5cmH_2O	0	>80ml/cmH_2O	0
6~8cmH_2O	1	60~79ml/cmH_2O	1
9~11cmH_2O	2	40~59ml/cmH_2O	2
12~14cmH_2O	3	20~39ml/cmH_2O	3
>15cmH_2O	4	<19ml/cmH_2O	4

注：X 线胸片以心脏为中心，将肺野分为 4 个象限；顺应性的测定必须在自主呼吸消失（镇静/肌松状态下）、定容控制通气时进行。

总评分 = 各参数评分之和/所采用参数数目之和，最高分为 4 分，最低分为 0 分；

意义：总评分 0 为无肺损伤，0.1~2.5 分有轻 - 中度肺损伤，2.5 分以上为重度肺损伤。

九、急性肾损伤 KDIGO 分级

KDIGO（Kidney Disease：Improving Global Outcomes）组织 2012 年 3 月发布了《急性肾损伤临床实践指南》，提出的 AKI 定义为：①48 小时内 SCr 上升 ≥0.3mg/dL（≥26.5μmol/L），或②7 天内 SCr≥1.5 倍基线值，或③连续 6 小时尿量 <0.5ml/（kg·h）。KDIGO 指南还提出了相应的分级标准，在 SCr 和尿量的分级结果不一致的情况下，应采用较严重的等级。

分级	血肌酐	尿量
1	基线水平的 1.5~1.9 倍，或 SCr 上升 ≥0.3mg/dL（≥26.5μmol/L）	连续 6~12h 尿量 <0.5ml/（kg·h）
2	基线水平的 2.0~2.9 倍	连续 12h 以上尿量 <0.5ml/（kg·h）
3	基线水平的 3 倍以上，或 SCr 上升 ≥4.0mg/dL（≥353.6μmol/L），或开始肾脏替代治疗，或小于 18 岁，估计的 GFR <35ml/（min·1.73m^2）	连续 24h 以上尿量 <0.3ml/（kg·h），或连续 12h 以上无尿

注：当没有可靠地基线 SCr 数据时，可以假定估计的肾小球滤过率（eGFR）为 >75ml/（min·1.73m^2），利用 MDRD 方程式计算 SCr 值。

十、急性胰腺炎 RANSON 评分

包括入院时参数（5 个）和入院后第一个 24h 参数

(6个)。RANSON≥3分，即可诊断为重症胰腺炎。

入院时	计 分	
	0	1
年龄	≤55	>55
WBC 计数	≤1.6×10⁹/L	>1.6×10⁹/L
血糖	≤200mg/dL (11.1mmol/L)	>200mg/dL (11.1mmol/L)
血清 LDH	≤350U/L	>350U/L
血清 AST	≤250U/L	>250U/L

入院后第一个24h	计 分	
	0	1
血清钙	≥8mg/dL（2mmol/L）	<8mg/dL（2mmol/L）
红细胞压积	无下降或比入院时下降 ≤10%	比入院时下降 >10%
BUN	无上升或上升≤5mg/dL (1.79mmol/L)	比入院时上升 >5mg/dL (1.79mmol/L)
动脉 pO₂	≥60mmHg	<60mmHg
酸碱平衡	代谢性酸中毒，碱缺失≤4mEq/L；正常或代谢性碱中毒	代谢性酸中毒，碱缺失 >4mEq/L
液体丢失	≤6L	>6L

十一、SOFA（Sequential Organ Failure Assessment）评分

评估 6 个主要脏器功能。评分为入 ICU 之后每天进行，由于 SOFA 评分每日进行并随着患者脏器功能情况有所变化，故可用于评估患者对治疗的反应，并可以预测患者在 ICU 的最后结局。

指　标		分　值				
		0	1	2	3	4
呼吸	PaO$_2$/FiO$_2$（mmHg）	>400	301~400	201~300	101~200	≤100
	呼吸支持				是	是
血小板（10^3/μL）		>150	101~150	51~100	21~50	<21
胆红素（mg/dL）		<1.2	1.2~1.9	2.0~5.9	6.0~11.9	≥12
肾脏	肌酐（mg/dL）	<1.2	1.2~1.9	2.0~3.4	3.5~4.9	>5
	尿量（mL/day）				或<500	或<200
昏迷 GCS 评分		15	13~14	10~12	6~9	<6
低血压		无	MAP<70mmHg	DA≤5 或 Dobu（任何剂量）	DA≤5；EPi≤0.1 或 NE≤0.1	DA>15；EPi>0.1 或 NE>0.1

注：单位均为 μg/kg/min。DA 多巴胺，Dobu 多巴酚丁胺，Epi 肾上腺素，NE 去甲肾上腺素

十二、Marshall MODS 评分

器官系统	0分	1分	2分	3分	4分
呼吸 PaO_2/FiO_2	>300	226~300	151~225	76~150	≤75
肾脏 Crμmol/L	≤100	101~200	201~350	351~500	>500
肝脏胆红素 μmol/L	≤20	21~60	61~120	121~240	>240
心血管（PAR = HR×CVP/MAP）	≤10.0	10.1~15.0	15.1~20.0	20.1~30.0	>30.0
血液 plt * 10^9/L	>120	81~120	51~80	21~50	≤20
神经 GCS 评分	15	13~14	10~12	7~9	≤6

注：PaO_2/FiO_2 比值计算不考虑是否机械通气、机械通气模式，也不考虑 PEEP 数值。肌酐不论患者是否接受透析治疗。PAR：压力调整后的心率。

（赵　昕　李　琼）

第三章　常用药物

一、常用泵入药物

功用	药名	配制	用量	注意事项
降压	乌拉地尔 25mg/ml	25mg/5ml（纯液）	1. 2ml/h = 100μg/min 初始速度 2. 4 ~ 4. 8ml/h 起，根据血压调整速度，必要时可慢推 2 ~ 3ml。	低血压
	硝普钠 50mg/支	GS50ml + 50mg	0. 6ml/h（10μg/min），渐增 3 ~ 15ml/h（50 ~ 250μg/min）	低血压 氰化物中毒 低氧血症
扩冠	硝酸甘油 5mg/1ml	NS16ml + 20mg(4ml)	初始 0. 6ml/h（10μg/min）可每 3 ~ 5 分钟增加 0. 6ml	心动过缓 心动过速 低血压
	单硝酸异山梨酯（欣康） 20mg/5ml	NS30ml + 40mg(10ml)	2 ~ 7ml/h	心动过缓 心动过速 低血压
抗心律失常	艾司洛尔 0. 2g/2ml	0. 2g/2ml 纯液	Af：0. 25ml（0. 5mg/kg）静推 1. 5ml ~ 6ml/h（0. 05 ~ 0. 2 mg/kg/min）高血压或心动过速：负荷量 0. 5ml（1mg/kg）静推，维持量 4. 5 ~ 9ml/h	低血压 心衰 心动过缓

功用	药名	配制	用量	注意事项
	胺碘酮 150mg/3ml	GS24ml + 300mg	60ml/h 泵 15min（相当于 15min 慢推 150mg），后 6ml/h（1mg/min），6 小时后改为 3ml/h	低血压 心律失常
强心	米力农 5mg/5ml	NS20ml +20ml（0.5mg/ml）	1.5 ~ 6ml/h（0.25 ~ 1μg/kg/min）max1.13mg/kg/日	低血压 心律失常
升压 强心	多巴胺 20mg/2ml	NS40ml + 600mg(60ml)	1ml/h = 2μg/kg/min	心动过速 心律失常
	多巴酚丁胺 20mg/2ml	NS40ml + 600mg(60ml)	1ml/h = 2μg/kg/min	心动过速 心律失常
	去甲肾上腺素 2mg/ml	NS10ml +10ml 1mg/ml	0.6ml/h = 10μg/min	心率增快 皮肤坏死
	肾上腺素 1mg/ml	纯液 1mg/ml	0.6ml/h = 10μg/min	心率增快
镇静	咪达唑仑 5mg/5ml 或 10mg/2ml	纯液 1mg/ml 或 NS32ml + 8mg（1mg/ml）	推 2 ~ 5mg，维持量 1 ~ 6mg/h，超过 5 ~ 6mg/考虑联用	低血压 呼吸抑制 谵妄
	丙泊酚 500mg/50ml	纯液 10mg/ml	1.5 ~ 15ml/h 通常 3 ~ 4ml/h（0.6 – 0.8mg/kg/h）	低血压 呼吸抑制

功用	药名	配制	用量	注意事项
其他	生长抑素 3mg/1ml	NS46ml+2ml	2ml/h(250μg/h 持续)	
	垂体后叶素 6U/1ml	NS25ml+5ml (1U/ml)	起始 1~2ml/h	血压高 内脏缺血
	乌司他丁 10万U/支	NS10ml+10 万U	泵入 10ml/h,Tid	
	胰岛素	NS40ml+40U	1~8U/h,根据血糖调整	低血糖

二、常用抗生素

类别	通用名(商品名)	单支剂量	常用剂量	备注
青霉素+酶抑制剂	哌拉西林舒巴坦钠 2.5g/支	哌拉西林钠 2g,舒巴坦钠 0.5g	2.5 或 5g q12h/8h	严重感染,限二级以上医院使用
	哌拉西林舒巴坦钠 3g/支	哌拉西林钠 2g,舒巴坦钠 1g	3g Q8h – Q6h	
	哌拉西林钠+他唑巴坦钠 1.125g/支	哌拉西林钠 1g,他唑巴坦钠 0.125g	4.5g q8h 最高 4.5g q6h	严重感染,限二级以上医院使用

类别	通用名(商品名)	单支剂量	常用剂量	备注
三代头孢	头孢他啶(复达欣)	1g	2g q12h,最高6g/d	严重需氧菌感染,限二级以上医院使用
三代头孢+酶抑制剂	头孢哌酮钠+舒巴坦钠(舒普深)	头孢哌酮钠1.0g,舒巴坦钠0.5g	3g q12h,最高12g/d	1. 严重混合感染 2. 药敏敏感的混合感染
头霉素类(类似三代,厌氧菌有效)	拉氧头孢	0.5g	1g q12h,最高1g q6h	严重需氧菌感染,限二级以上医院使用
	头孢米诺	1g	1g q12h,最高2g q8h	严重需氧菌感染,限二级以上医院使用
单酰胺环	氨曲南	0.5g	2g q12h~q8h 最高8g/d	
大环内脂	阿奇霉素	0.125g	0.5g qd	
氨基糖苷类	硫酸依替米星	50mg/支	0.1~0.15g q12h	
		0.1g/支		

类别	通用名（商品名）	单支剂量	常用剂量	备注
喹诺酮类	甲磺酸左氧氟沙星注射液（利复星）	0.2g/100ml	400～600mg qd	
	盐酸左氧氟沙星氯化钠注射液（来立信）	0.3g/100ml		
	盐酸莫西沙星氯化钠注射液（拜复乐）	0.4g/250ml	400mg qd	
糖肽类	盐酸万古霉素（稳可信）❖	500mg	1g q12h	1. 严重感染 2. MRSA、MRSE感染，限二级以上医院使用
	盐酸去甲万古霉素（万迅）❖	400mg	0.8g q12h	
恶唑烷酮类	利奈唑胺（斯沃）★❖	600mg/300ml	600mg 静滴 q12h	限万古霉素治疗无效或不能耐受的重症感染
四环素类	替加环素★❖	50mg	初始剂量为100mg，维持剂量为50mg q12h	复杂腹腔感染严重皮肤软组织感染

CMSTP

类别	通用名(商品名)	单支剂量	常用剂量	备注
碳青霉烯	亚胺培南+西司他丁钠(泰能)❖	亚胺培南500mg,西司他丁钠500mg	1g q8h,最高2g q6h	1. 产酶耐药菌引起的严重感染 2. 严重的院内感染 3. 严重的混合感染 4. 药敏敏感的严重感染
		亚胺培南250mg,西司他丁钠250mg		
	美罗培南(美平)★❖	500mg	0.5~1g q8h,最高2g q8h	同上
硝咪唑类	左奥硝唑氯化钠注射液	0.5g/100ml	0.5g q12h或1g qd	
三唑类	氟康唑氯化钠注射液(大扶康)	100mg/50ml	400~800mg/d	系统真菌感染
		200mg/100ml		
	注射用伏立康唑(威凡)★❖	200mg	第1天6mg/kg q12h,以后4mg/kg q12h	限重症真菌感染
		100mg		
棘白菌素类	卡泊芬净(科赛斯)★	50mg	第1天70mg qd,以后50mg qd	限重症真菌感染
		70mg		

类别	通用名(商品名)	单支剂量	常用剂量	备注
核苷类抗病毒	注射用更昔洛韦	250mg	250mg q12h	

★ 药物需要临时申请。

❖ 首次应用后，须院感专家小组讨论后才可继续使用

三、CRRT 时常用抗生素剂量调整

常规 CRRT 条件下常用抗菌药物的剂量调整建议列表如下。但由于 CRRT 时药物清除受多因素影响，条件允许可监测血药浓度有利于药物的规范有效的应用。

药物	CVVH 时推荐用量	CVVHD 或 CVVHDF	备　注
哌拉西林/他唑巴坦	2. 25g q6h	2. 25 ~ 3. 375g q6h	
哌拉西林/舒巴坦	2. 5 ~ 3g q6h ~ q8h	2. 5 ~ 3g q8h	
头孢他啶	1 ~ 2g q12h	2g q12h	
氨曲南	1 ~ 2g q12h	2g q12h	
亚胺培南/西司他丁	250mg q6h 或 500mg q8h	250mg q6h 或 500mg q8h 或 500mg q6h	
美罗培南	1g q12h	1g q12h	
左氧氟沙星	250mg q24h	250mg q24h	如病情需要，可以换静脉输注为口服；推荐负荷量为 500mg

药物	CVVH 时推荐用量	CVVHD 或 CVVHDF	备 注
莫西沙星	400mg q24h	400mg q24h	
利奈唑胺	600mg q12h		如病情需要，可以换静脉输注为口服
万古霉素	1g q48h	1g q24h	推荐负荷量 15～20mg/kg
氟康唑	200～400mg q24h	400～800mg q24h	如病情需要，可以换静脉输注为口服
伏立康唑	4mg/kg 口服 q12h	4mg/kg 口服 q12h	口服生物利用度估计达到96%，开始2次给予负荷量 6mg/kg 口服 q12h

四、常用方剂

一画

一贯煎《续名医类案》：生地　北沙参　当归　夜交藤　麦冬　川楝子

二画

二妙散《丹溪心法》：苍白术　黄柏

二至丸《医方集解》：女贞子　旱莲草

十味温胆汤《世医得效方》：法半夏　青陈皮　茯苓　竹茹　枳壳　丹参　远志　炒枣仁　黄连　生甘草

十枣汤《伤寒论》：大戟　甘遂　芫花

七味白术散《小儿药证直诀》：葛根　木香　藿香　党参　苍白术　茯苓　炙甘草

八正散《太平惠民和剂局方》：车前子　瞿麦　萹蓄　栀子　生大黄　滑石　生甘草　通草

九味羌活汤《此事难知》：羌活　防风　苍术　细辛　白芷　川芎　甘草　黄芩　生地

十灰散《金匮翼》：大蓟　小蓟　柏叶　荷叶　茅根　茜草炭　棕榈炭　丹皮　炒栀子　焦大黄

三画

三子养亲汤《韩氏医通》：白芥子　苏子　莱菔子

三仁汤《温病条辨》：杏仁　白蔻仁　生薏仁　清半夏　厚朴　竹叶　通草　滑石

三妙丸《医学正传》：苍白术　川牛膝　黄柏

三拗汤《太平惠民和剂局方》：生麻黄　杏仁　生甘草

三鲜饮（蒲辅周经验方）：竹叶　白茅根　芦根

三甲复脉汤《温病条辨》：炙甘草　生地黄　白芍　麦冬　阿胶　生牡蛎　生鳖甲　生龟板

大青龙汤《伤寒论》：生麻黄　桂枝　杏仁　生石膏　生甘草　生姜　大枣

大建中汤《金匮要略》：干姜　川椒　党参　炒谷麦芽

大承气汤《伤寒论》：生大黄　厚朴　枳实　芒硝

大秦艽汤《素问病机气宜保命集》：秦艽　羌独活　防风　细辛　黄芩　当归　赤白芍　川芎　生石膏

白芷　苍白术　生熟地　茯苓　生甘草

大陷胸丸《伤寒论》：生大黄　葶苈子　芒硝　杏仁

大陷胸汤《伤寒论》：生大黄　芒硝　甘遂末（冲）

大柴胡汤《伤寒论》：柴胡　法半夏　黄芩　枳壳　赤白芍　生大黄　生姜　大枣

大黄牡丹汤《金匮要略》：生大黄　丹皮　桃仁　冬瓜仁　芒硝

大黄附子细辛汤《金匮要略》：生大黄　细辛　制附片

川芎茶调散《太平惠民和剂局方》：川芎　荆芥　防风　细辛　白芷　薄荷　羌活　生甘草

小青龙汤《伤寒论》：生麻黄　桂枝　白芍　法半夏　干姜　细辛　五味子　炙甘草

小承气汤《伤寒论》：生大黄　厚朴　枳实；本方加桂枝　生姜　生甘草　大枣，名厚朴七物汤

小建中汤《伤寒论》：桂枝　白芍　炙甘草　生姜　大枣　炒谷麦芽

小陷胸汤《伤寒论》：黄连（黄芩）　法半夏　瓜蒌

小柴胡汤《伤寒论》：柴胡　法半夏　黄芩　党参　生甘草　生姜　大枣

小蓟饮子《济生方》：生地　小蓟　滑石　通草　生蒲黄　藕节　淡竹叶　当归　栀子　生甘草

木防己汤《金匮要略》：防己　生石膏　桂枝　党参；本方亦可去生石膏，加茯苓　芒硝

己椒苈黄丸《金匮要略》：防己　椒目　葶苈子　生大黄

四画

不换金正气散《太平惠民和剂局方》：藿香　厚朴　生甘草　法半夏　苍白术　青陈皮

五皮散《华氏中藏经》：桑白皮　大腹皮　陈皮　茯苓皮　生姜皮

五苓散《伤寒论》：茯苓　泽泻　苍白术　猪苓　桂枝

止嗽散《医学心悟》：白前　炙紫苑　桔梗　荆芥　青陈皮　百部　生甘草

升陷汤《医学衷中参西录》：生黄芪　知母　柴胡　升麻　桔梗

升麻葛根汤《阎氏小儿方论》：升麻　葛根　赤芍　生甘草

升麻鳖甲汤《金匮要略》：升麻　鳖甲　川椒　青黛　当归　生甘草

升阳散火汤《脾胃论》：升麻　葛根　羌活　独活　柴胡　防风　白芍　党参　生炙甘草

升阳降火汤《脾胃论》：党参　黄芪　柴胡　升麻　黄连　黄芩　苍白术　炙甘草　葛根　生石膏

升阳益胃汤《脾胃论》：党参　黄芪　柴胡　防风　羌独活　苍白术　青陈皮　赤白芍　炙甘草　茯苓　泽泻　黄连　法夏

丹参饮《时方歌括》：丹参　檀香　砂仁

乌梅丸《伤寒论》：乌梅　细辛　当归　黄连　黄柏　党参　干姜　制附片　川椒　桂枝

六一散《伤寒直格》：滑石　生甘草

六味地黄丸《小儿药证直诀》：生地　山药　山萸肉　茯苓　泽泻　丹皮

少腹逐瘀汤《医林改错》：小茴香　良姜　延胡　没药　当归　川芎　肉桂　赤芍　生蒲黄　五灵脂

天雄散《金匮要略》：桂枝　生龙骨　苍白术　制附片

乌头汤《金匮要略》：制川草乌　白芍　生麻黄　生黄芪　炙甘草

升降散《伤寒瘟疫条辨》：蝉衣　僵蚕　姜黄　酒军

五画

安魂汤《医学衷中参西录》：龙眼肉　酸枣仁　生龙骨　生牡蛎　法半夏　茯苓

白金丸《医方集解》：白矾　郁金

玉女煎《景岳全书》：生地黄　生石膏　知母　川牛膝　麦冬　生地

玉屏风散《丹溪心法》：生黄芪　苍白术　防风

甘麦大枣汤《金匮要略》：生炙甘草　大枣　炒谷麦芽

甘草泻心汤《伤寒论》：生甘草　法半夏　干姜　黄芩　黄连　党参　大枣

甘露消毒饮《温热经纬》：滑石　黄芩　茵陈　藿

香　连翘　石菖蒲　白蔻仁　薄荷　射干　浙贝母

左金丸《丹溪心法》：黄连　吴茱萸

龙胆泻肝汤《医方集解》：龙胆草　栀子　黄芩　柴胡　生地　车前子　泽泻　通草　当归　生甘草

平胃散《太平惠民和剂局方》：苍白术　厚朴　青陈皮　甘草

四妙丸《成方便读》：苍白术　黄柏　川牛膝　生薏仁

四妙勇安汤《验方新编》：玄参　银花　当归　生甘草

四逆汤《伤寒论》：制附片　干姜　炙甘草

四逆散《伤寒论》：柴胡　白芍　枳壳　生甘草

四磨汤《济生方》：沉香　乌药　木香　槟榔

四神丸《证治准绳》：补骨脂　吴茱萸　肉豆蔻　五味子

归脾汤《济生方》：党参　黄芪　苍白术　当归　茯苓　远志　炒枣仁　龙眼肉　木香　生姜　大枣　炙甘草

生脉散《内外伤辨惑论》：党参　麦冬　五味子

生化汤《傅青主女科》：当归　川芎　桃仁　炙甘草　炮姜

生姜泻心汤《伤寒论》：生姜　干姜　法半夏　黄芩　黄连　党参　生甘草　大枣

失笑散《太平惠民和剂局方》：五灵脂　生蒲黄

白虎汤《伤寒论》：生石膏　知母　生甘草　生薏仁；加党（人）参，名白虎加参汤；加桂枝，名白虎加

桂汤；加苍术，名白虎加术汤

白通汤《伤寒论》：制附片　干姜　葱白

瓜蒌薤白半夏汤《金匮要略》：瓜蒌　薤白　法半夏　白酒

半夏泻心汤《伤寒论》：法半夏　干姜　黄芩　黄连　甘草　党参　大枣

半夏厚朴汤《金匮要略》：法半夏　厚朴　苏梗　茯苓　枳壳

半夏秫米汤《黄帝内经》：法半夏　生薏仁

加味逍遥散《内科摘要》：丹皮　炒栀子　当归　赤白芍　茯苓　苍白术　枳壳　柴胡　薄荷　生甘草

圣愈汤《医宗金鉴》：生黄芪　党参　熟地　当归　白芍　川芎

瓜蒌牡蛎散《金匮要略》：花粉　生牡蛎

瓜蒌瞿麦丸《金匮要略》：花粉　瞿麦　山药　茯苓　制附片

六画

当归四逆汤《伤寒论》：当归　桂枝　赤白芍　炙甘草　通草　细辛　大枣；加吴茱萸　生姜，名"当归四逆加吴茱萸生姜汤"。

当归龙荟丸《丹溪心法》：当归　龙胆草　栀子　黄芩　黄连　黄柏　芦荟　生大黄　木香

当归补血汤《内外伤辨惑论》：生黄芪　当归

当归芍药散《金匮要略》：当归　川芎　赤芍　茯苓　泽泻　苍白术

当归贝母苦参丸《金匮要略》：当归　贝母　苦参

托里透脓散《医宗金鉴》：党参　苍白术　穿山甲　白芷　升麻　甘草　当归　生黄芪　皂角刺　青陈皮

朱砂安神丸《医学发明》：当归　黄连　生地　生甘草　磁石

竹叶石膏汤《伤寒论》：竹叶　生石膏　党参　麦冬　清半夏　生甘草　生薏仁

血府逐瘀汤《医林改错》：四逆散＋桃红四物汤＋桔梗　川牛膝

阳和汤《外科全生集》：鹿角霜　生麻黄　肉桂　白芥子　熟地　干姜　炙甘草

防己黄芪汤《金匮要略》：防己　生黄芪　苍白术　生甘草；本方去苍白术，加桂枝　茯苓，名防己茯苓汤

导赤散《小儿药证直诀》：生地　竹叶　通草　生甘草

导痰汤《妇人良方》：法半夏　橘红　茯苓　菖蒲　制南星　生甘草　生姜

交泰丸《韩氏医通》：黄连　肉桂

七画

防风通圣散《宣明论方》：防风　川芎　当归　白芍　大黄　薄荷　生麻黄　连翘　芒硝　连翘　生石膏　黄芩　桔梗　滑石　甘草　荆芥　苍白术　栀子

麦门冬汤《伤寒论》：麦冬　法半夏　党参　生甘草　大枣　生薏仁

麦味地黄丸《医级》：六味地黄＋麦冬　五味子

杞菊地黄丸《医级》：六味地黄＋菊花　枸杞子

千金苇茎汤《金匮要略》：芦根　冬瓜仁　桃仁
生薏仁

吴茱萸汤《伤寒论》：吴茱萸　党参　生姜　大枣

沙参麦冬汤《温病条辨》：北沙参　麦冬　桑叶
白扁豆　玉竹　花粉　生甘草

补阳还五汤《医林改错》：生黄芪　当归　川芎
桃仁　红花　赤芍　地龙

补中益气汤《脾胃论》：生黄芪　党参　青陈皮
苍白术　柴胡　升麻　当归　炙甘草

良附丸《良方集腋》：高良姜　香附

附子汤《伤寒论》：制附片　茯苓　赤白芍　苍白
术　党参

附子理中丸《阎氏小儿方论》：理中丸＋制附片

连苏饮《湿热病篇》：黄连　苏叶

连翘败毒丸《北京市中药成方选集》：连翘　银花
地丁　黄芩　黄连　栀子　大黄　生麻黄　防风　荆芥
　白芷　天花粉　当归　赤芍　生甘草　羌活　薄荷
苦参　柴胡

牡蛎泽泻散《伤寒论》：生牡蛎　花粉　泽泻　海
藻　商陆　葶苈子　白芥子

身痛逐瘀汤《医林改错》：秦艽　川芎　桃仁　红
花　甘草　羌活　没药　当归　五灵脂　香附　川牛膝
地龙

龟鹿二仙膏《医方考》：鹿角胶　龟板胶　枸杞子

人参

八画

青蒿鳖甲汤《温病条辨》：青蒿　炙鳖甲　知母　生地　丹皮

苓甘五味姜辛汤《金匮要略》：茯苓　炙甘草　五味子　干姜　细辛

苓桂术甘汤《伤寒论》：茯苓　桂枝　苍白术　炙甘草

苓桂茜红汤（刘渡舟经验方）：茯苓　桂枝　茜草　红花

肾气丸《金匮要略》：六味地黄＋肉桂　制附片

肾着汤《金匮要略》：炙甘草　干姜　茯苓　苍白术

金铃子散《伤寒论》：元胡　川楝子

金沸草散《太平惠民和剂局方》：旋覆花　生麻黄　前胡　荆芥　法半夏　白芍　生甘草　生姜　大枣

炙甘草汤《伤寒论》：炙甘草　党参　桂枝　干姜　麦冬　生地　阿胶　炒枣仁

泻心汤《金匮要略》：生大黄　黄芩　黄连

泻白散《小儿药证直诀》：桑白皮　地骨皮　生甘草　生薏仁

泻黄散《小儿药证直诀》：生甘草　防风　生石膏　炒栀子　藿香

参附汤《正体类要》：人（红）参　制附片

参苓白术散《太平惠民和剂局方》：党参　茯苓

白术　生扁豆　青陈皮　莲子肉　山药　砂仁　生薏仁　桔梗　生甘草

九画

复元活血汤《医学发明》：柴胡　天花粉　穿山甲　当归　酒大黄　红花　甘草　桃仁

枳术丸《脾胃论》：苍白术　枳壳

枳实薤白桂枝汤《金匮要略》：瓜蒌　薤白　枳壳　桂枝　厚朴

保和丸《丹溪心法》：法半夏　青陈皮　茯苓　莱菔子　连翘　焦楂曲

荆防败毒散《摄生众妙方》：荆芥　防风　川芎　茯苓　羌独活　柴胡　前胡　桔梗　枳壳　生姜　薄荷　生甘草；本方去荆防加人参，名人参败毒散

牵正散《杨氏家藏方》：白附子　僵蚕　全蝎

咳血方《丹溪心法》：海浮石　炒栀子　瓜蒌　诃子　青黛

香砂六君子汤《医方集解》：木香　砂仁　法半夏　青陈皮　党参　苍白术　茯苓　炙甘草

独活寄生汤《千金要方》：独活　桑寄生　秦艽　防风　细辛　茯苓　肉桂　当归　生地　白芍　川芎　怀牛膝　杜仲　党参　炙甘草　苍白术

济川煎《景岳全书》：当归　川牛膝　肉苁蓉　泽泻　升麻　枳壳

济生肾气丸《济生方》：《金匮》肾气丸＋车前子　川牛膝

栀子豉汤《伤寒论》：炒栀子 淡豆豉；本方加酒军 枳壳，名栀子大黄汤

厚朴麻黄汤《金匮要略》：生麻黄 杏仁 生石膏 炙甘草 法半夏 厚朴 干姜 细辛 五味子

荆芥连翘汤《万病回春》：四逆散＋桃红四物汤＋黄连解毒汤＋荆芥 防风 连翘 白芷 薄荷 桔梗

封髓丹《御药院方》：黄柏 砂仁 炙甘草；本方加人参 天冬 生地，名三才封髓丹；加制附片 龟板，名潜阳封髓丹

茵陈蒿汤《伤寒论》：茵陈 栀子 生大黄

茵陈术附汤《伤寒论》：附子 干姜 茵陈 炙甘草 苍白术 肉桂

十画

真武汤《伤寒论》：制附片 白芍 茯苓 苍白术 干姜

都气丸《医宗己任编》：六味地黄丸＋五味子

桂枝人参汤《伤寒论》：理中丸＋桂枝

桂枝汤《伤寒论》：桂枝 白芍 甘草 生姜 大枣；本方加葛根，名桂枝加葛根汤；加花粉，名瓜蒌桂枝汤；加生龙骨 生牡蛎，名桂枝加龙骨牡蛎汤

桂枝茯苓丸《金匮要略》：桂枝 茯苓 桃仁 丹皮 赤芍

桃核承气汤《伤寒论》：桃仁 桂枝 酒军 芒硝 生甘草

桃红四物汤《医宗金鉴》：桃仁 红花 当归 生

地　赤芍　川芎

柴葛解肌汤《伤寒六书》：柴胡　葛根　甘草　黄芩　羌活　白芷　白芍　桔梗

柴胡桂枝干姜汤《伤寒论》：柴胡　桂枝　黄芩花粉　生牡蛎　干姜　生甘草

柴胡桂枝汤《伤寒论》：柴胡　法半夏　黄芩　党参　桂枝　白芍　生甘草　生姜　大枣

柴胡加龙骨牡蛎汤《伤寒论》：柴胡　法半夏　黄芩　桂枝　茯苓　生龙牡　酒军　党参　生姜　大枣琥珀

射干麻黄汤《金匮要略》：射干　生麻黄　炙冬花炙紫苑　法半夏　细辛　干姜　五味子

凉膈散《太平惠民和剂局方》：调胃承气汤＋黄芩连翘　栀子　竹叶　薄荷

涤痰汤《济生方》：法半夏　橘红　茯苓　枳壳竹茹　胆星　菖蒲　生甘草；本方加桃仁　红花，名桃红涤痰汤

调胃承气汤《伤寒论》：生大黄　芒硝　生甘草

桑菊饮《温病条辨》：桑叶　菊花　桔梗　杏仁连翘　薄荷　芦根　生甘草

胶艾汤《金匮要略》：阿胶珠　艾叶　当归　生地赤白芍　川芎　炙甘草

消水圣愈汤《时方妙用》：桂枝　生麻黄　细辛制附片　知母　生甘草　生姜　大枣

通关散《医宗金鉴》：牙皂　细辛

通窍活血汤《医林改错》：赤芍　川芎　桃仁　红

花 细辛

十一画

理中丸《伤寒论》：党参 苍白术 干姜 炙甘草

黄土汤《金匮要略》：灶心土 苍白术 制附片 黄芩 生熟地 阿胶 炙甘草

黄芪桂枝五物汤《金匮要略》：生黄芪 桂枝 白芍 生姜 大枣

黄芩汤《伤寒论》：黄芩 白芍 甘草 大枣

黄连汤《伤寒论》：法半夏 干姜 黄连 桂枝 党参 炙甘草 大枣

黄连解毒汤《外台秘要》：栀子 黄芩 黄连 黄柏

黄连阿胶汤《伤寒论》：黄连 黄芩 白芍 阿胶 鸡子黄

黄芪赤风汤《医林改错》：生黄芪 赤芍 防风

银翘散《温病条辨》：银花 连翘 竹叶 荆芥 牛蒡子 淡豆豉 薄荷 生甘草 芦根 桔梗；本方可去荆芥 豆豉，加大青 玄参 生地

猪苓汤《伤寒论》：猪苓 茯苓 泽泻 阿胶 滑石

麻黄汤《伤寒论》：生麻黄 桂枝 杏仁 生甘草，本方加苍术，名麻黄加术汤。

麻杏石甘汤《伤寒论》：生麻黄 杏仁 生石膏 生甘草；本方去生石膏加生薏仁，名麻杏薏甘汤。

麻黄附子细辛汤《伤寒论》：生麻黄 细辛 制

· 38 ·

附片

麻黄升麻汤《伤寒论》：生麻黄　升麻　生石膏　知母　苍白术　干姜　茯苓　桂枝　生甘草　黄芩　当归　赤芍　玉竹　天冬

麻黄连翘赤小豆汤《伤寒论》：生麻黄　连翘　赤小豆　桑白皮　杏仁　生姜　大枣　生甘草

麻子仁丸《伤寒论》：麻子仁　白芍　枳实　大黄　厚朴　杏仁

旋覆代赭汤《伤寒论》：旋覆花　代赭石　法半夏　党参　生甘草　生姜　大枣

清胃散《兰室秘藏》：生石膏　当归　黄连　生地　升麻　丹皮

清宫汤《温病条辨》：玄参　连翘　竹叶　麦冬　莲子心　羚羊角粉

清经散《傅青主女科》：丹皮　地骨皮　白芍　生地黄　青蒿　黄柏　茯苓

清营汤《温病条辨》：羚羊角粉　生地　银花　连翘　玄参　黄连　竹叶　丹参　麦冬

清瘟败毒饮《疫疹一得》：生石膏　知母　生地　羚羊角粉　赤芍　丹皮　栀子　黄芩　竹叶　连翘　桔梗　黄连　玄参　生甘草

清震汤《素问病机气宜保命集》：苍术　升麻　荷叶

旋覆花汤《金匮要略》：旋覆花　茜草　薤白

菖蒲郁金汤《温病全书》：石菖蒲　郁金　丹皮　栀子　竹叶　灯心　通草　连翘　竹沥

十二画

葛根汤《伤寒论》：葛根　生麻黄　桂枝　白芍　生甘草　生姜　大枣

葛根芩连汤《伤寒论》：葛根　黄芩　黄连　生甘草

葶苈大枣泻肺汤《金匮要略》：葶苈子　大枣

越婢汤《金匮要略》：生麻黄　生石膏　生姜　大枣　生甘草

越鞠丸《丹溪心法》：川芎　苍白术　制香附　炒栀子　焦楂曲

痛泻要方《景岳全书》：青陈皮　苍白术　赤白芍　防风

温胆汤《千金要方》：法半夏　青陈皮　茯苓　竹茹　枳壳　生甘草；本方加黄连，名黄连温胆汤

温经汤《金匮要略》：吴茱萸　桂枝　川芎　当归　赤芍　麦冬　法半夏　生姜　党参　炙甘草　阿胶　丹皮

温脾汤《备急千金要方》：附子　干姜　甘草　人参　大黄

犀角地黄汤《千金要方》：羚羊角粉　生地　赤芍　丹皮

透脓散《外科正宗》：黄芪　当归　穿山甲　皂角刺　川芎

十三画以上

蒿芩清胆汤《重订通俗伤寒论》：青蒿　黄芩　法

半夏　陈皮　茯苓　竹茹　枳壳　滑石　青黛　生甘草

酸枣仁汤《金匮要略》：炒枣仁　川芎　知母　茯苓　生甘草

增液汤《温病条辨》：生地　玄参　麦冬

增液承气汤《温病条辨》：生地　玄参　麦冬　生大黄　芒硝

薏苡附子败酱散《金匮要略》：生薏仁　制附片　败酱草

黛蛤散《医说》：青黛　海蛤壳

藿朴夏苓汤《医原》：藿香　厚朴　法半夏　茯苓　杏仁　白蔻仁　生薏仁　泽泻　猪苓　淡豆豉

普济消毒饮《东垣试效方》：黄芩　黄连　青陈皮　甘草　玄参　柴胡　桔梗　连翘　板蓝根　马勃　牛蒡子　薄荷　僵蚕

膈下逐瘀汤《医林改错》：五灵脂　当归　川芎　桃仁　丹皮　赤芍　乌药　元胡　甘草　香附　红花　枳壳

槐角丸《太平惠民和剂局方》：槐角　地榆　黄芩　枳壳　当归　防风　升麻　甘草

★　本书所列方剂为科室主编经验方，与原方有出入。

（赵　昕　朱　立　王靖怡）

第四章　常用治疗监测技术

第一节　呼吸治疗技术

一、气囊上滞留物清除

（一）患者准备

1. 操作前 30 分钟停止鼻饲。

2. 患者取平卧位或头低脚高位。

3. 充分吸引气管内及口鼻分泌物。

（二）操作流程

1. 两人配合，一人将简易呼吸器与患者气管导管相连。

2. 于第三次潮式呼吸吸气末呼气初用力挤压简易呼吸器通气（以患者潮气量 2~3 倍的通气量送气）。

3. 同时，另一人将气囊完全放气，在简易呼吸器送气末将气囊充气。

4. 再次吸引口鼻腔内分泌物，可反复操作 2~3 次，直至完全清除气囊上滞留物为止。

5. 将患者体位恢复至半卧位，测量并维持气囊压于 25~30cmH₂O。

（三）操作要求

两人配合协调，准确判断呼吸节律，简易呼吸器操作时不可有明显对抗。

二、气囊漏气试验

（一）操作前准备

1. 用物准备　简易呼吸器、10ml 注射器、吸痰管、测压表。

2. 患者准备　充分清除口鼻腔及气囊上滞留物。

（二）操作流程

1. 将模式更换为 VC 模式，根据患者情况设置合理参数，监测吸入和呼出潮气量，保证两者相差小于 20ml。

2. 将监测波形更换为容量 - 时间曲线。

3. 将气囊完全放气，待患者平稳后，连续记录 5 ~ 6 次呼出潮气量的大小，取其中最小 3 个数的平均值。

4. 计算吸 - 呼潮气量的差值，判断气囊漏气试验是否阳性。

5. 将气囊充气，测量并维持合适气囊压。

6. 恢复原模式及参数。

（三）结果判断

气囊漏气试验阳性标准：吸 - 呼潮气量的差值 <110ml。

（四）操作要求

注意监测患者生命体征、呼吸力学及主观感受，如有不适及时停止。

三、呼吸力学监测

（一）操作流程

1. 充分镇静，必要时肌松。

2. VC 模式，方波流速。

3. 按住吸气末暂停至少 3 秒，记录 PIP、Pplat。

4. 按住呼气末暂停至少 6 秒，记录 PEEPtot。

5. 计算顺应性、阻力：

C（顺应性）= Vt/（Pplat - PEEP）　　正常值：50~70；

R（阻力）=（PIP - Pplat）/Flow　　　正常值：<10。

（二）结果解读

1. 顺应性下降：肺原因（水肿、纤维化、不张），胸廓原因（胸水、气胸），腹部原因。

2. 阻力升高：气道狭窄（痉挛、水肿、异物、肿瘤），分泌物多，管路问题。

四、肺复张 RM

（一）适应证与禁忌证

适应证：顽固性低氧血症。

相对禁忌证：血流动力学不稳定；肺大疱、气胸或严重气压伤；肺部严重局灶性损伤；严重颅脑损伤。

（二）操作流程

1. 准备：充分镇静肌松，吸出气道及口鼻内分泌物，气囊压维持在 $40 \sim 45 cmH_2O$，维持适当血管容量状态。

2. PC 模式，频率 10 次/分，I：E = 1：1，开放压 $40cmH_2O$（PC15＋PEEP25）起，持续时间三屏（36 秒）。

3. 如果氧合改善，PEEP 调到 20，以后每 $10 \sim 15min$ 下调 $PEEP2cmH_2O$，直到氧合再次下降后重复 2 的步骤。然后将 PEEP 直接下调到氧合下降之前的 PEEP 水平（即闭合压）。

4. 如果氧合不改善，以 $5cmH_2O$ 为单位逐渐提高 PEEP，即提高开放压，直到氧合改善。

5. RM 治疗期间注意观察，如果血压心率降低，立即停止。

五、自主呼吸试验 SBT

（一）操作前评估

1. 有创机械通气 >24 小时。

2. 试验前评估：原发病得到控制；氧合状况良好；血流动力学稳定；较强的自主呼吸及咳嗽能力；无高热；无明显酸中毒；血色素水平不低于 8g/dl；精神状态良好；代谢状态稳定。

（二）操作流程

1. 方式选择

◆ T 管试验：①吸痰；②清除气囊上滞留物，根据患者气道保护能力决定是否将气囊完全放气；③脱开呼吸机；④T 管加温加湿吸氧。

◆ 低水平 CPAP：5cmH$_2$O 压力；FiO$_2$不变。

◆ 低水平 PSV：PS5cmH$_2$O，PEEP5cmH$_2$O；FiO$_2$不变。

2. 试验持续时间：COPD 2 小时，心衰 30 分钟，ARDS 30 分钟，肺炎 30 分钟，老年 30 分钟。

3. 试验过程评价

◆ 3 分钟试验失败标准：Vt <5ml/kg，RR >35 次/分。

◆ 在规定的试验时间内，患者满足下列 7 条标准中任何 1 条，且持续一段时间（3~5 分钟）则达到试验终止标准，试验失败；反之试验成功。试验终止标准：肺泡气体交换功能恶化；血流动力学状态恶化；呼吸形式恶化；明显精神状态恶化；明显的主观感觉不适；明显出汗；明显呼吸功增加。

4. 操作后将呼吸机恢复原模式及参数设置。

六、俯卧位通气

（一）适应证与禁忌证

1. 适应证

◆ ARDS：严重低氧血症，常规机械通气不能纠正。

◆ 肺不张或实变：促进塌陷肺泡复张、促进气道分泌物引流。

2. 相对禁忌证

严重血流动力学不稳定、颅内压增高、急性出血性疾病或严重凝血功能障碍、颈椎脊柱损伤、骨科手术、近期腹部手术、需要限制体位、妊娠、不能耐受俯卧位的姿势、腹腔高压等。

（二）操作前准备

1. 评估患者意识状态。操作前应予镇静，建议Rasmay5 分。

2. 评估管路（胃管、输液管路、动静脉导管、胸腔/腹腔引流管、尿管）。

3. 操作前吸痰。实施过程中，保持患者呼吸道通畅，防止窒息。

4. 暂停饮食，回抽胃内容物，撕掉电极贴，准备新电极片。

5. 建议 6 人操作。准备凹形枕，软枕 2～3 个，床单。

（三）实施

1. 位置和分工

第 1 人位于床头，负责呼吸机管路和人工气道的固定、头部的安置和发口令；第 2 人位于左侧床头，负责固定该侧管道、胃管；第 3 人位于左侧床尾，负责该侧管道及尿管；第 4 人位于右侧床头，负责固定该侧管道；第 5 人位于右侧床尾，负责其他；第 6 人位于患者稍后侧卧转俯卧方向，负责放软枕。

2. 操作步骤

第　人发出口令，其余人同时将患者托起，先移向床的一侧，然后将患者转为侧卧，再在患者双肩部、胸部、髂骨、膝部、小腿及骨隆突处垫上柔软的枕头或敷料，左右做好交接（管道和体位）。

3. 翻身后处理

头垫高 20°~30°，头下垫凹形枕，颜面部悬空，避免人工气道受压。患者双手可平行置于身体或头的两侧。检查管路通畅及位置正确。

4. 治疗结束

第一人安排管理患者管路，并发出口令，其余人同时将患者托起，先移向床的一侧，将其转为侧卧，撤出床垫上的软枕和敷料，整理好床铺，然后将患者摆放至需要的体位。治疗结束后，积极做好气道管理，加强气道引流。

5. 持续时间

ARDS：俯卧位时间越长，对改善氧合越有益，建议 16h/天左右；肺不张或肺实变：一般 2~3 小时，每天 2 次。

（四）并发症及注意事项

1. 人工气道、动静脉管路及各种引流管的压迫、扭曲、移位、脱出。

2. 气道引流不畅，气道阻塞。

3. 皮肤黏膜压迫受损、颜面部水肿、眼部充血/出血。

4. 手臂位置不正确导致神经麻痹。

七、电子支气管镜操作规范

（一）术前准备

1. 向患者及家属详细说明检查的目的、大致过程，签署知情同意书，消除患者恐惧、焦虑情绪。

2. 详细了解病史、体格检查情况，评估病情，以防止镜检中出现意外。

3. 气管镜消毒，保证器械处于良好使用状态。

4. 术前酌情应用镇静剂。

（二）操作流程

1. 调节好光源，调整视野清晰度。

2. 操作者左手握支气管镜操作部，右手将镜子慢慢送入气管插管。

3. 直视下由气管内腔推进至隆突，观察隆突尖锐度、活动度及黏膜情况。看清两侧主支气管再分别插进。

4. 一般先健侧后患侧，病灶不明时先右侧再左侧。进入右主支气管时，将镜子旋转90°，拨动角度调节钮，使末端向右侧弯曲，沿支气管外侧壁插入，见有上叶开口，继续插入可见上叶前、后、尖段支气管开口；后退回原位，沿中间支气管继续插入，使镜末端向上，进入中叶开口，见中叶内侧段、外侧段开口，退出镜，使镜末端向下或向背侧曲，可见中叶对侧的下叶背段开口。稍向前插入可见下叶基底段各支气管开口。

5. 右侧检查完毕后，将镜子退至隆突分叉处，将其向左旋转，拨动角度调节钮，使镜末端向左弯曲，插入左主支气管，在支气管前外侧壁可见左上叶及舌叶开口，继续伸入可见基底段和背段各支气管开口。

(三) 注意事项

1. 支气管镜在气管内应保持正中位，应见到前、后、左、右各壁。

2. 注意黏膜有无充血、溃疡、肉芽、肿瘤、瘢痕以及管壁有无狭窄或腔外压迫等情况。

3. 气管内分泌物应充分吸出，并注意分泌物来源于哪一支气管口。

4. 应随时注意患者全身情况，如心率、呼吸等。

(四) 清洁消毒

1. 检查结束后，立即将支气管镜浸入清水，用纱布清洗，清除内镜表面的黏液及血液，再用清水冲洗镜身。

2. 反复操作吸引按钮，进行送水，冲洗镜子内侧。

3. 及时送到内镜中心进行消毒。

4. 每月对内镜采样作病原微生物培养，并记录。

附：支气管肺泡灌洗术

(一) 适应证

1. 用于肺部感染细菌学检测及气道冲洗引流治疗。

2. 弥漫性间质性肺病的诊断。

3. 肺部肿瘤和免疫受损患者肺部感染诊断，如卡氏肺孢子虫肺炎、细支气管肺泡癌。

(二) 禁忌证

1. 凡气管镜的禁忌证均为支气管肺泡灌洗的禁

忌证。

2. 主动脉瘤和食管静脉曲张有破裂危险者。

3. 高血压、心律失常未纠正，频发心绞痛者。

4. 大咯血、重症哮喘发作者。

（三）准备

1. 掌握病情，了解重要脏器功能、血容量、电解质和动脉血气情况。

2. 连接呼吸、血压、心电、氧饱和度监测，备好急救器材和药品。

3. 操作前 0.5 小时肌注阿托品 0.5mg、肌注安定 10mg；吸高浓度氧 5 分钟。

（四）操作

1. 灌洗部位选择：对弥漫性肺疾病选择右肺中叶或左肺舌叶，局限性肺病变则选择相应支气管肺段。

2. 操作步骤

● 将气管镜顶端紧密楔入段支气管或亚段支气管开口处，再经活检孔快速注入 37℃ 灭菌生理盐水。每次 25～50ml，总量 100～250ml，一般不超过 300ml。

● 立即用 50～80mmHg 负压回收灌洗液，通常回收率为 40%～60%。

● 记录回收液体总量。

● 需送检时置于含有冰块的保温瓶中送检。

（五）注意事项

1. 气管镜顶端紧密楔入段支气管或亚段支气管开口处，防灌洗液溢出及大气道分泌物污染。

2. 在灌洗过程中充分抑制咳嗽反射，否则易引起支气管壁黏膜损伤出血，同时影响回收量。

3. 灌洗液回收率应 >40%，负压吸引应 <80mmHg。

4. 在灌洗过程中和灌洗后 2 小时内，观察患者生命体征和血氧饱和度。

5. 灌洗后数小时可能会出现发热、寒战。

6. 术后 24 小时内灌洗肺段肺泡浸润影，个别有肺不张。

7. 肺功能暂时性减低。

八、气道高压报警的处理

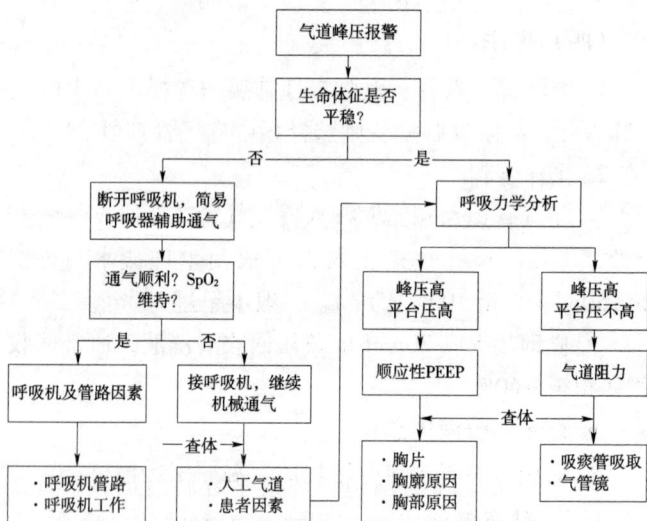

（远　庚　赵　昕　齐文升）

第二节　血流动力学监测技术

一、有创动脉压监测

（一）适应证

1. 血流动力学不稳定。
2. 需要非常严格地控制血压。
3. 频繁动脉取血。

（二）位置

1. 最常选用桡动脉：有丰富的侧支循环、穿刺难度低、护理方便。

2. 其他部位：股动脉、肱动脉、腋动脉、足背动脉。

（三）并发症

1. 缺血：穿刺动脉较细（桡动脉、足背动脉）；缺乏足够的侧支循环（肱动脉、腋动脉）；经常发生粥样硬化（股动脉、足背动脉）。

◆ Allen 试验：穿刺前臂抬高，患者三次握拳放拳的动作，拇指压迫桡、尺动脉，手部变白后将前臂放平，解除对尺动脉的压迫，观察手部转红时间。正常 5~7 秒，大于 10 秒为阳性，不宜行桡动脉穿刺。

2. 局部出血血肿

3. 感染

(四）动脉波形

1. 正常动脉压力波形

收缩压波峰（1）：始于主动脉瓣开放，反映左心室最大收缩压，也称为上升支。

重搏切迹（2）：主动脉瓣关闭，标志收缩期结束、舒张期开始。

舒张压（3）：主动脉瓣关闭，直至下一次收缩开始，波形下降至基线，称为下降支，最低点即为舒张压。

搏前切迹（4）：在心室收缩的第一阶段（等容收缩）可以出现一个收缩期前的上升波。搏前切迹出现在主动脉瓣开放之前。

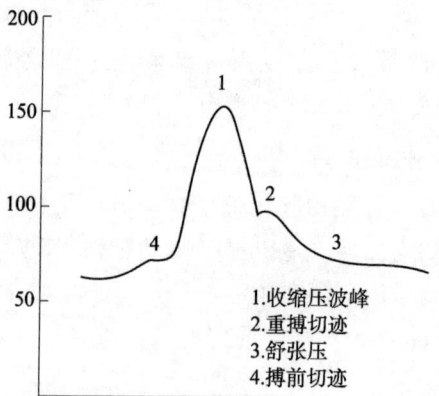

1.收缩压波峰
2.重搏切迹
3.舒张压
4.搏前切迹

2. 不同穿刺点压力波形的变化

越是远端的动脉，压力脉冲到达越迟，上升支越陡，收缩压越高，舒张压越低，重搏切迹越向远端移动，平均动脉压变化不大。

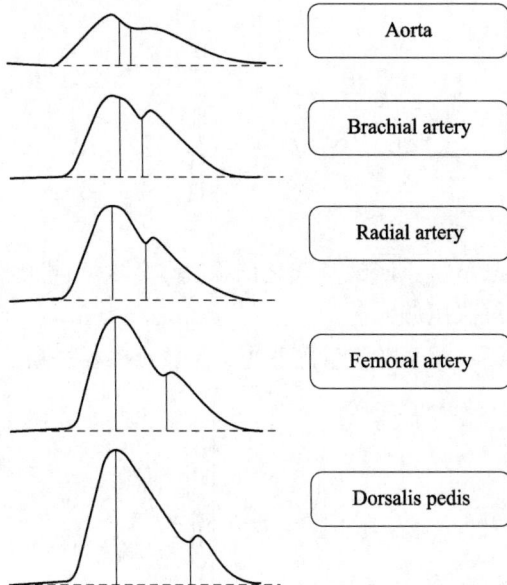

Aorta

Brachial artery

Radial artery

Femoral artery

Dorsalis pedis

（五）误差来源

1. 对零

2. 传感器位置

传感器高度应与心脏一致，即腋中线第四肋间。位置过低，读数偏高，位置过高，读数偏低。

3. 阻尼

◆ 方波试验：快速牵拉冲刷装置，观察监护仪，波形会快速上升，到顶端形成方波，观察其返回基线的轨迹。

充分衰减：回到基线之前振荡 1～2 次，所测数据较为准确。

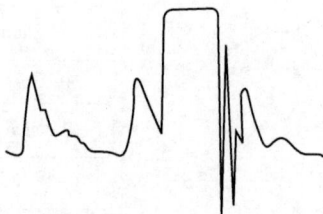

衰减不足：回到基线之前振荡 >2 次，测得收缩压偏高，舒张压偏低。

原因：配套冲洗管路变短；留置针内径过粗。

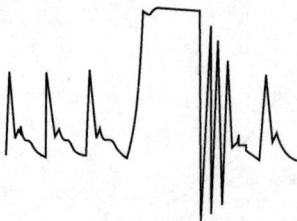

衰减过度：回到基线之前振荡 <1.5 次，测得收缩压偏低，舒张压可能不受影响。

原因：管路过长打结；三通太多；管路中有气泡血液；针尖抵住血管壁；留置针内径过细。

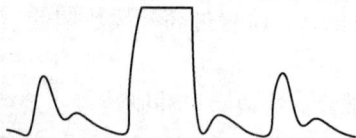

（六）波形判读

◆ 收缩期短：低血容量、高外周循环阻力。

◆ 明显随呼吸波动：低血容量、心包积液、气道梗阻、高胸腔内压。

◆ 收缩期缓慢上升：心肌收缩力减弱、高外周阻力。

二、容量负荷试验

（一）实施

10~30 分钟内予输液（晶胶体不限）250~500ml。

期间不调整镇静药物、血管活性药物、正性肌力药物，不调整呼吸机参数，不作吸痰翻身等操作，保持其他治疗液体输注速度不变。

（二）观察指标

记录患者过程中的心率、血压、CVP、尿量、血气、CO、SV 等。

（三）结果判定

补液后血压上升 10%，心率下降 10%，或者 CVP 升高 <2cmH$_2$O，或 SV 增加 10%，提示容量有反应性。

如果容量负荷试验提示容量无反应性，则停止快速扩容。如容量负荷试验中患者出现喘憋加重、肺部湿啰音增多或心电图缺血加重，立即终止试验。

（赵　昕）

第三节　持续肾脏替代治疗

一、治疗时机

1. 肾脏替代：高钾血症（$K^+ > 6.0 \sim 6.5 \text{mmol/L}$），代谢性酸中毒（$HCO_3^- < 15 \text{mmol/L}$），容量过多（引起难治性高血压、左心衰、心源性肺水肿），有症状的尿毒症（脑病、心包炎等）。

2. 肾脏支持：容量管理、营养支持（保证足够能量摄入同时防止液体过负荷）、药物输注（用药同时排出多余液体）、精确调节酸碱和电解质，清除溶质（如炎症因子）。

二、常用治疗方式

	缓慢连续超滤 SCUF	连续静脉静脉血液滤过 CVVH	连续静脉静脉血液透析 CVVHD	连续静脉静脉血液透析滤过 CVVHDF
原理	超滤	对流	弥散	对流 + 弥散
功效	清除液体	清除中分子	清除小分子	清除中小分子

三、参数设置

1. 血流速（ml/min）：一般 $120 \sim 180$，如果血流动力学不稳定初始可设为 100（流速过慢容易凝血），之后逐渐增加 BFR。

2. 置换液（透析液）流速（ml/h）： 2000～3000。

3. 超滤率（ml/h）： 根据治疗目标设定。如果血流动力学不稳定先从小剂量开始，可以先作零平衡，再逐渐增加。

4. 前稀和后稀： 后稀清除效率高，但容易凝血，因此超滤速度不能超过血流速的30%；前稀不易凝血，滤器使用时间长，但清除效率低，适用于高凝状态或 HCT > 35%者。

四、置换液配制

1. 自己配制

0.9% NS 3000ml + 注射用水 750ml + 25% MgSO$_4$ 4.5ml + 10% CaGlu 30ml + 50% GS 7.5ml + 15% KCL 8ml + NaHCO$_3$ 120ml。

2. 成品血滤置换液： 规格 4000ml/袋（成都青山利康），不含 KCL、NaHCO3。配制方案如下：

血钾	4mmol/L	4.5mmol/L	HCO$_3^-$	24mmol/L	27mmol/L
15% KCL	8ml/4L	9ml/4L	NaHCO$_3$	160ml/4L	180ml/4L

3. 成品血滤置换液： 规格 2000ml/袋，含 KCL2mmol/L、NaHCO$_3$12mmol/L。配制方案如下：

血钾	4mmol/L	4.5mmol/L	HCO$_3^-$	24mmol/L	27mmol/L
15% KCL	2ml/2L	2.25ml/2L	NaHCO$_3$	40ml/2L	45ml/2L

★ 注意：脓毒症休克伴乳酸酸中毒或合并肝功能不全者不宜应用乳酸盐；枸橼酸抗凝时，可配置低钠、无

钙置换液。

五、抗凝技术

抗凝剂量需个体化，动态调整。前稀、置换液剂量和血流量大者适当减少抗凝剂量，后稀、置换液剂量和血流量小者增加抗凝剂量。

1. 肝素抗凝方案

1.1 初始用量

将半支普通肝素（6250IU）以 0.9% NS 稀释到 50ml，肝素浓度为 125IU/ml。

◆ 初始肝素用量

出血危险性	负荷剂量 IU/kg	维持剂量 IU/kg/h	目标 APTTsec
无危险性	50	10~20	60
危险性小	15~25	5~10	45
危险性大	10	2.5~5	30

1.2 剂量调整

治疗期间常规间隔 2~4 小时监测 APTT。长时间平稳后可间隔 6 小时监测 APTT。

◆ 监测过程中肝素维持量的调整

APTTsec	维持量（IU/kg/h）	措施	测量间隔（小时）
<35	+4	增加一次负荷量，50IU/kg	2
35~45	+2	增加一次负荷量，30IU/kg	4
46~70	0	0	4

APTTsec	维持量 （IU/kg/h）	措施	测量间隔 （小时）
71~90	-2	0	4
>90	-3	停药 1 小时，必要时使用鱼精蛋白中和（1mg 鱼精蛋白中和肝素 100U）	2

1.3 注意事项

◆ 肝素半衰期为 1 小时左右，给予负荷量后，前 3 个小时 APTT 值出现高峰并进行性下降，可允许 APTT 值高于目标值。第 1 小时 APTT170~200s、第 3 小时 APTT80~110s，可不用调整维持量。

◆ 不同患者凝血功能存在差异，初次血滤时需密切监测，摸索抗凝条件。需要个体化评估肝素抗凝方案，部分患者 APTT 需维持较高水平。

2. 鱼精蛋白中和方案

◆ 适用于存在出血和出血倾向，肝素抗凝者。

◆ 鱼精蛋白一支（50mg:5ml）以 0.9% NS 稀释到 50ml（1mg/ml）。

◆ 泵入比例：肝素:鱼精蛋白 =1ml:1.25ml。

3. 阿加曲班抗凝方案

◆ 阿加曲班（20ml:10mg）：不需 ATⅢ 辅助，半衰期短，肝脏代谢，不受残余肾功能影响。

◆ 适用于：①抗凝血酶Ⅲ活性低于 50% 者，肝素及低分子肝素活性明显减低；②临床诊断或可疑肝素诱发血小板减少症者，不能再次应用肝素或低分子肝素；③出血倾向明显，APTT、PT、INR 明显延长。

◆ 剂量：首剂量 0.05 ~ 0.1mg/kg，追加剂量 0.03 ~ 0.05mg/kg/h（如体重 50kg，首剂量 5 ~ 10ml，维持剂量 3 ~ 5ml/h）

◆ 备注：在 CRRT 结束前 20 分钟停止追加剂量，保证治疗后患者凝血状态的恢复。

4. 枸橼酸抗凝方案

4.1　禁忌证：严重肝功能不全、肝性脑病、严重活动性出血。

4.2　首先确定血流速度（ml/h），根据血流速确定枸橼酸泵速。

血流速 （ml/min）	ACD – A （ml/h）	4% 枸橼酸钠 （ml/h）	血流速 （ml/min）	ACD – A （ml/h）	4% 枸橼酸钠 （ml/h）
80	170	141	150	319	265
90	191	159	160	340	282
100	212	177	170	361	300
110	234	194	180	382	318
120	255	212	190	404	335
130	276	229	200	425	353
140	297	247			

4.3 根据滤出液流量确定补钙剂量

滤出液流量 ml/h = 置换液流量 ml/h + 超滤率 ml/h			
滤出液 （ml/h）	葡萄糖酸钙 （ml/h）	滤出液 （ml/h）	葡萄糖酸钙 （ml/h）
2000	7.2	3200	11.5
2100	7.5	3300	11.8
2200	7.9	3400	12.2
2300	8.2	3500	12.5
2400	8.6	3600	12.9
2500	9.0	3700	13.3
2600	9.3	3800	13.6
2700	9.7	3900	14
2800	10.0	4000	14.3
2900	10.4	4100	14.7
3000	10.8	4200	15.0
3100	11.1	4300	15.4

◆ 动脉血游离钙 0.9 ~ 1.2mmol/L 时按照上表调整钙泵速，超过该范围应将下表计算结果按 4.4 表格调整后作为葡萄糖酸钙的初始泵速。

4.4 初次采用枸橼酸抗凝的患者，上机后 1 小时复查动静脉血气（动脉血气同常规，静脉血气从滤器后采血）。根据下表调整枸橼酸和葡萄糖酸钙的泵速。血气中 Ca^{2+} 维持在 1.0 ~ 1.2mmol/L，滤器后静脉血 Ca^{2+} 维持在 0.2 ~ 0.4mmol/L。此后改为每 2 小时抽血，稳定后可每 4 小时抽血。

滤器后离子钙 （mmol/L）	枸橼酸三钠	外周动脉离子钙 （mmol/L）	10%葡萄糖 酸钙
<0.2	降低5ml/h	>1.45	降低6.1ml/h
0.2~0.4	不变	1.21~1.45	降低3.1ml/h
0.41~0.5	增加5ml/h	1.00~1.20	不变
>0.5	增加10ml/h	0.9~1.00	增加3.1ml/h
		<0.9	推31mg/kg， 增加6.1ml/h

◆ 每次调整血流速，应按比例调整枸橼酸和葡萄糖酸钙速度，并在调整后2小时复查动静脉血气。

4.5 其他注意事项

◆ PH>7.2不调整NaHCO₃初始泵速。

◆ 置换液配方勿加钙。

◆ 使用枸橼酸钠时注意防止高钠。

◆ 枸橼酸泵速超过初始泵速的20%时，应查动静脉钙除外枸橼酸过量。

六、常见报警及处理

报警类型	原理	常见原因	处理原则
动脉压 （PA） 负值高	反映血管通路的血流量与血泵转速的匹配情况	动脉端管路夹闭或扭结	手动解除梗阻
		导管动脉端凝血	更换导管。或可试用尿激酶1支+生理盐水4ml/浸泡管路半小时

报警类型	原理	常见原因	处理原则
		导管在静脉内位置偏移，动脉端开口贴壁	改变体位或调整导管位置，动静脉反接
		血流速相对过快	降低血流速
静脉压（PV）高	反映体外循环管路中静脉端与中心静脉导管静脉端的通畅程度	静脉端管路夹闭或扭结	手动解除梗阻
		导管静脉端凝血	更换导管。或可试用尿激酶 1 支 + 生理盐水 4ml/浸泡管路半小时
		导管位置偏移，或体位改变导致静脉端开口阻塞	改变体位或调整导管位置
		血流速相对过快	降低血流速
跨膜压（TMP）高	跨膜压 =（滤器压 + 静脉压）/2 – 废液压。正常：0 ~ 300mmHg。> 300mmHg 积极处理。> 400mmHg 处理无效时应半小时内回血	超滤量过高	降低超滤量
		PV 过高	检查静脉端管路，排除扭结，纠正梗阻
		滤器凝血	加强抗凝，或冲洗或更换管路

报警类型	原理	常见原因	处理原则
滤器前压（PBF）高	体外循环压力最高处，与血流量、滤器阻力及导管静脉端阻力	血流量过大	调低血流速
		滤器凝血、空心纤维堵塞	加强抗凝，冲洗或更换管路
		回路静脉端阻塞	更换导管。或可试用尿激酶 1 支 + 生理盐水 4ml/浸泡管路半小时
压力降（PFD）增高	压力降 = 滤器压 − 静脉压，反映滤器凝血情况。正常：0 ~ 150mmHg	滤器性能不足	冲洗滤器
		抗凝不足	检查调整抗凝
		滤器凝血	更换滤器

（赵　昕）

第四节　镇静与镇痛

1. 原则与注意事项

◆ 完善评分：躁动 RASS 评分、疼痛 BPS 评分、谵妄 CAM – ICU 评分（详见第二章）。

◆ 识别躁动、焦虑的原因：疼痛、低氧血症、低血压、低血糖、酒精或药物戒断。给予对因治疗。

◆ 使用镇静药物之前，采用非药物手段缓解症状，如调整舒适体位、适当镇痛、调整患者时间空间感、优化 ICU 环境、促进正常睡眠周期（眼罩、褪黑素等）。

◆ 有疼痛的患者应先镇痛再镇静。

◆ 镇静深度以轻度为宜，RASS −1 至 −2。某些特殊情况如重度 ARDS 宜深度镇静。

◆ 每日早晨镇静中断（Sedation holiday）。

◆ 谵妄或谵妄高危者，避免应用苯二氮䓬类（咪达唑仑），可选用丙泊酚或右美托咪定。

◆ 谵妄应该看成是大脑功能衰竭的表现，是疾病恶化的前兆。

2. 处理流程图（此流程仅适用于有创机械通气患者，没有气道保护的患者不推荐静脉泵入镇痛/镇静药物。）

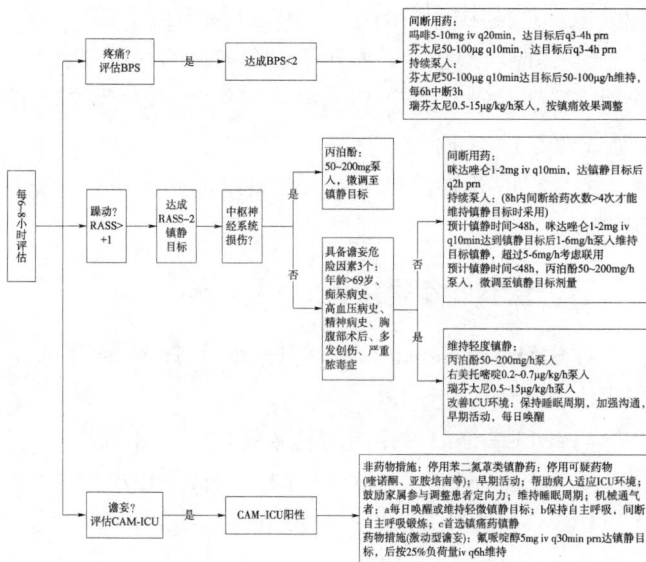

间断用药：
吗啡5-10mg iv q20min，达目标后q3-4h prn
芬太尼50-100μg q10min，达目标后q3-4h prn
持续泵入：
芬太尼50-100μg q10min达目标后50-100μg/h维持，每6h中断3h
瑞芬太尼0.5-15μg/kg/h泵入，按镇痛效果调整

丙泊酚：
50~200mg泵入，微调至镇静目标

间断用药：
咪达唑仑1-2mg iv q10min，达镇静目标后q2h prn
持续泵入：(8h内间断给药次数>4次才能维持镇静目标时采用)
咪达唑仑1-2mg iv q10min达到镇静目标后1-6mg/h泵入维持目标镇静，超过5-6mg/h考虑联用
预计维持时间>48h，丙泊酚50~200mg/h泵入，微调至镇静目标剂量

具备谵妄危险因素3个：年龄>69岁、痴呆病史、高血压病史、精神病史、胸腹部术后、多发创伤、严重脓毒症

维持轻度镇静：
丙泊酚50~200mg/h泵入
右美托咪啶0.2~0.7μg/kg/h泵入
瑞芬太尼0.5-15μg/kg/h泵入
改善ICU环境：保持睡眠周期，加强沟通，早期活动，每日唤醒

非药物措施：停用苯二氮䓬类镇静药；停用可疑药物（喹诺酮、亚胺培南等）；早期活动；帮助病人适应ICU环境；鼓励家属参与调整患者定向力；维持睡眠周期；机械通气：a每日唤醒或维持轻微镇静目标；b保持自主呼吸，间断自主呼吸锻炼；c首选镇痛药物
药物措施(激动型谵妄)：氟哌啶醇5mg iv q30min prn达镇静目标，后按25%负荷量iv q6h维持

（赵　昕）

第五节　营养支持

一、营养支持原则时机

1. 营养支持应在血流动力学稳定（并非依赖大剂量儿茶酚胺或儿茶酚胺联合大量液体输注能够维持组织细胞灌注）、纠正严重的代谢紊乱的前提下及早开始。

2. 胃肠道在内分泌及免疫方面发挥重要作用，保证胃肠正常摄食是维护其功能的关键因素，胃肠道功能应最大限度地使用，尽可能应用 EN（肠内营养）。

3. 不能期望在 3 天内开始正常进食的危重患者，如果对 EN 禁忌或不耐受，应该在 24～48 小时内接受 PN（肠外营养）。

4. 经 EN 不能满足全部营养需求的患者应该联合使用 PN。

二、营养能量需求

1. Harris - Benedic 公式计算休息时能量消耗（REE）

男：$REE = 66.5 + 13.8(W) + 5(H) - 6.8(A)$

女：$REE = 65.5 + 9.6(W) + 1.9(H) - 4.7(A)$

REE：kcal/d，W：kg（体重），H：cm（身高），A：年龄。

2. 根据体重计算

BMI < 18.5kg/m²	按实际体重计算开始的热量，以避免发生再喂养综合征 * （refeeding syndrome），逐渐加量至 30～35kcal/kg
BMI18.5～29.9kg/m²	按实际体重计算
BMI≥30kg/m²	按实际能量需求的 60%～70% 计算，或 22～25kcal/kg（理想体重）
危重患者初期可给予允许性低热卡：18kcal/kg. d.	
稳定患者，1 周内达到 25～30kcal/kg. d.	

﹡再喂养综合征：是指在长期饥饿后提供再喂养（包括经口摄食、肠内或肠外营养）所引起的、与代谢异常相关的一组表现，包括严重的水电解质失衡（以低磷血症为特征）、葡萄糖耐受性下降和维生素缺乏等。

理想体重（IBW）：

◆ 男性 = 50kg + [2.3kg×（身高 cm - 152）]/2.54
◆ 女性 = 45.5kg + [2.3kg×（身高 cm - 152）]/2.54

三、营养物质能量供给比例

1. 碳水化合物 4kcal/g： 非蛋白质热卡所必需的能量来源，提供总热卡 50%～60%，肠内途径供给产生能量为 4kcal/g，肠外途径供给产生 3.4kcal/g 热量。

2. 蛋白质 4kcal/g： 足够的蛋白质供给 1.2～2.0g/（kg. d）；危重症患者热氮比（100～150）:1，对于重症肺炎、脓毒症患者可进一步降至（80～130）:1。

3. 脂肪 9kcal/g： 脂肪补充量一般为非蛋白质热卡的 40%～50%；摄入量可达 1～1.5g/（kg. d），应根据血脂廓清能力进行调整。

四、特殊营养需求

1. 慢性阻塞性肺疾病合并呼吸衰竭患者： 应适当降低非蛋白热卡中碳水化合物的比例（能量比 P∶F∶C = 15∶55∶30），过多的热量与碳水化合物的摄入都会导致呼吸商增高，增加患者的呼吸负荷，并可造成撤机困难，要密切监测血磷的水平。

2. 心功能不全患者： 宜选择热卡密度较高（1.0 ~ 1.5kcal/ml）的营养配方，适当增加碳水化合物比例，过高的葡萄糖/胰岛素摄入通常认为能增加心脏葡萄糖供应，糖∶脂比例通常选择 7∶3 或 6∶4；并严密监测心脏功能。

3. 肾功能不全及 CRRT 患者： 肾功能不全的患者要适当减少蛋白摄入量，根据尿氮排出计算蛋白摄入（见下表），但是对于 CRRT 患者应考虑到 CRRT 导致的热量丢失，并相应增加热量摄入，对不伴高热或体温不升的患者，应用体外加温装置，并在预计热量供给基础上增加 30% 或者 25 ~ 30（35）kcal/（kg. d），CRRT 期间，大约丢失 10% ~17% 输注的蛋白质，补充时需要考虑添加丢失的部分，推荐蛋白质补充量：1.5 ~ 2g/kg，此外还需注意补充丢失的电解质。

肾功能不全患者蛋白需要量

尿排出氮（UUN）	蛋白质摄入量
<5g/d	0.6 ~ 0.8g/kg. d
5 ~ 10g/d	0.8 ~ 1.2g/kg. d

尿排出氮（UUN）	蛋白质摄入量
>10g/d	1.2~1.5g/kg. d
急性肾功能不全伴高分解状态	1.5~1.8g/kg. d

五、肠内营养

1. 适应证：如胃肠道功能存在或部分存在，则首选肠内营养，或肠内营养联合肠外营养。

2. 禁忌证：胃肠道手术后早期、肠梗阻、急性重症胰腺炎早期、急性胆囊炎、消化道穿孔、循环极度不稳定以及其他胃肠道功能全部丧失等情况。

3. 肠内营养通路：鼻胃管、鼻空肠管、经皮内镜下胃造口术、经皮内镜下空肠造口术、术中胃/空肠造口、经肠瘘口。

4. 肠内营养喂养原则

◆ 剂量：小剂量开始，根据耐受情况逐渐加至每天25~30千卡/kg。

◆ 给予方式：持续泵入，每5~6小时回抽胃液。如果残留量>200ml，应暂时停止输注或降低输注速度。

◆ 如室温过低，营养液输注前需加温。

◆ 除特殊体位要求外，应保持头抬高≥30°角，以防反流误吸。

◆ 改善肠内营养耐受性：对肠内营养耐受不良（胃潴留>200ml、呕吐）的患者，可用促胃肠动力药物（吗丁啉、胃复安、红霉素）。

◆ 肠内营养制剂的选择：有消化、吸收功能障碍的患者选择预消化配方，需要限制液体的患者选择高热卡配方；糖尿病患者选择低热卡配方。

5. 常用肠内营养制剂

商品名	瑞高	瑞代	瑞素	瑞能	能全力(1.0)	能全力(1.5)	百普素
规格	500ml/瓶	500ml/瓶	500ml/瓶	200ml/瓶	500ml/瓶	500ml/瓶	125克/袋
能量密度	1.5	0.9	1.0	1.3	1	1.5	1
蛋白质:脂肪:碳水化合物	20:35:45	15:32:53	15:30:55	18:50:32	16:35:49	16:35:49	9:4:45
蛋白质(g/L)	75	34	38	58.5	40	60	37
蛋白质来源	100%酪蛋白	100%酪蛋白	100%酪蛋白	100%酪蛋白	100%酪蛋白	100%酪蛋白	短肽、氨基酸
脂肪(g/L)	58	32	34	72	38.9	58.4	17
MCT 含量(g)	33	无	12	23	无	无	8.5
ω-3 脂肪酸(g)	无	无	无	3	无	无	无
碳水化合物含量(g/L)	170	120	138	104	ω123	184	177.5
膳食纤维(g/L)	无	15	无	13	15	15	无
钠(g/L)	1.2	0.63	0.75	1.6	1	1.34	1

商品名	瑞高	瑞代	瑞素	瑞能	能全力 (1.0)	能全力 (1.5)	百普素
钾（g/L）	2.34	1.07	1.25	2.4	1.5	2.01	1.5
氯化物（g/L）	1.84	0.64	0.85	1.6	1.25	无	无
钙（mg/L）	800	600	600	670	800	无	无
磷（mg/L）	630	470	470	620	720	无	无
镁（mg/L）	270	200	200	270	230	无	无
铁（mg/L）	13.3	10	10	13	16	无	无
锌（mg/L）	10	7.5	7.5	10	12	无	无
硒（mg/L）	50	37.5	37.5	67	无	无	无
适应证	需要高蛋白、高能量，以及液体入量受限的患者	糖尿病患者；血糖高难以控制的患者	不含膳食纤维，可用于严重胃肠道狭窄患者；肠瘘患者；肠道准备	肿瘤患者；脂肪或ε-3脂肪酸需要量增高的患者(如呼吸衰竭)	胃肠道功能完整、双向调节便秘腹泻	高能量需求、高分解代谢，液体摄入量受限、双向调节便秘腹泻	胃肠道功能不全、术前肠道准备、术后早期、低蛋白血症

六、肠外营养

1. 适应证：肠内营养无法实施或肠内营养无法达到全部营养需求时，应实施肠外营养。

2. 禁忌证：早期复苏阶段，血流动力学不稳定，严重水、电解质与酸碱失衡，严重肝功能衰竭，肝性脑病，急性肾功能衰竭，严重高血糖尚未控制，肠内营养能够达到机体全部需求时不应该用肠外营养。

3. 通路

◆ 为满足全部营养需求而配制的高渗性 PN 混合液，需要经过中央静脉途径输入，最高可耐受渗透压 1300～1800mOsm/L。

◆ 低渗性（<850mOsmol/L）营养混合液可以考虑经外周静脉途径输入。

◆ 经中心静脉实施肠外营养首选锁骨下静脉置管途径，其次为颈内静脉，长期应用考虑 PICC。

附：常用肠外营养制剂渗透压

产　品	规　格	渗透压 Osmol/L
脂肪乳 C14－24（SSPC）	20%	350
脂肪乳 C14－24（西安力邦）	30%	310
乐凡命（SSPC）	8.5%	810
	11.4%	1130
复方氨基酸双肽注射液	500ml:67g	1040
葡萄糖	10%	556
	50%	＞2000
卡文（SSPC）	1440ml/1920ml	750
	2053ml	1060
复方微量元素注射液（SSPC）		1600

4. 肠外营养输注原则： 应用输液泵持续匀速静脉输注；输注静脉营养的通路不应输注其他液体，减少操

作，减少中心静脉导管相关感染的机会；PN 混合液应该配制于"全合一"袋中管理；胰岛素不应加入"全和一"袋中，应单独泵入。

5. PN 营养要素的补充

◆ 葡萄糖：占非蛋白质热卡的 50% ~ 60%，应根据糖代谢状态进行调整。

◆ 脂肪：占非蛋白质热卡的 40% ~ 50%；摄入量可达 1 ~ 1.5g/（kg.d），应根据血脂廓清能力进行调整。(20% 脂肪乳 250ml，50g 脂肪；30% 脂肪乳 250ml，75g 脂肪；丙泊酚 1.1 kcal/ml，长时间使用需计算能量。)

◆ 蛋白质：1.2 ~ 1.5g/（kg.d），相当于氮 0.20 ~ 0.25g/（kg.d）；热氮比 100 ~ 150kcal：1gN；高龄及肾功能异常者可参照排出氮的量进行计算。重症应予 0.2 ~ 0.4g/（kg.d）的谷氨酰胺或 0.3 ~ 0.6g/（kg.d）丙氨酰 - 谷氨酰胺。(8.5% 乐凡命 250ml，21.25g 氨基酸，11.4% 乐凡命 250ml，28.5g 氨基酸；复方氨基酸双肽注射液 500ml：67g 氨基酸，含谷氨酰胺 10g。)

◆ 其他营养要素：电解质：钾、钠、氯、钙、镁、磷（格列福斯：甘油磷酸钠）；维生素（维他利匹特：脂溶性维生素；水乐维他：水溶性维生素）；微量元素（安达美）。

七、胰岛素治疗方案

1. 血糖控制目标：6 ~ 10mmol/L

2. 方法

◆ RI + 0.9% NS 配成 1:1，微量泵入。

◆ 血糖超过 8mmol/L 时，起始量 1U/h；当血糖超过 10mmol/L 时，起始量 2U/h；当血糖超过 12mmol/L 时，起始量 3U/h。

◆ 胰岛素泵入后每 2 小时监测血糖一次，根据结果调整胰岛素速度，要求在 12～24 小时内使血糖达到控制目标。

◆ 具体调节方法如下：

血糖水平（mmol/L）	增加胰岛素剂量（IU/h）
6～7.9	0
8～9.9	+1
10～11.9	+2
12～14.9	+3
15～17.9	+4
>18	推 4，+4
4～5.9	停止胰岛素泵入，30 分钟后复测血糖。

※ 最高泵入速度 8U/h

（赵　昕）

第六节　重症超声

一、心脏超声评估

（一）常用切面

1. 心尖部四腔心 A4C：探头放在心尖搏动附近。

探头指向右胸锁关节，探头标志朝左边。

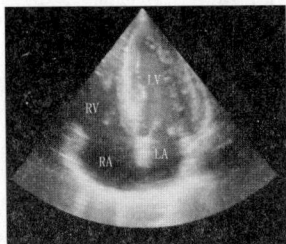

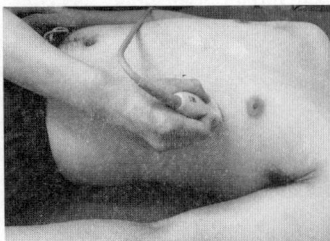

2. 剑突下四腔心 S4C：探头放在剑突下指向左肩，探头的标志朝左侧。

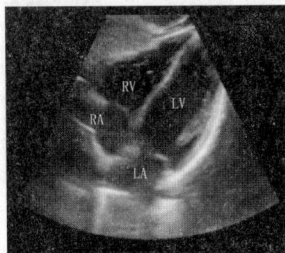

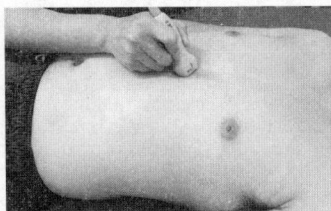

3. 胸骨旁左室长轴 PLAX：探头放于胸骨左缘第2～4肋间，胸骨旁1cm左右，探头标志朝向右肩。

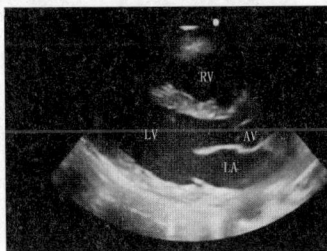

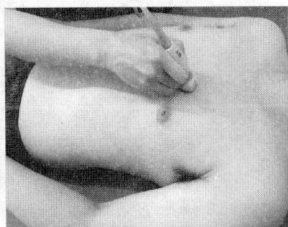

4. 胸骨旁左室短轴 PSAX：在左室长轴切面基础上，顺时针旋转探头 90 度，探头标志朝向左肩。

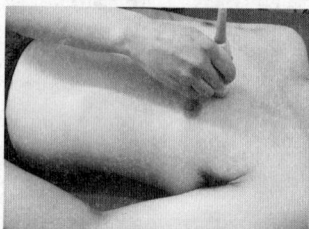

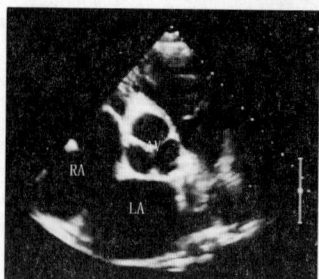

大动脉短轴切面

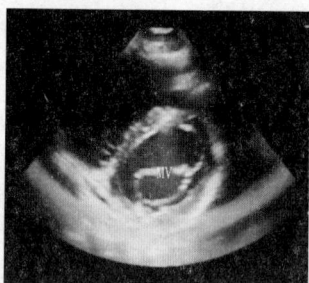

二尖瓣短轴切面：二尖瓣前后叶舒张期开放呈"鱼口状"，收缩期关闭呈"一"字形。

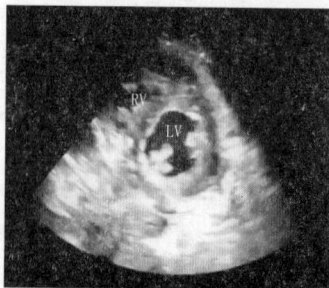

乳头肌短轴切面

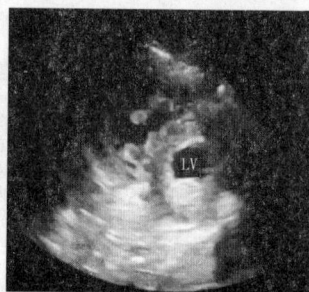

心尖短轴切面

（二）视觉评估 eyeballing

1. 急性或慢性的判断

右室扩张：急性或者慢性。

左室扩张：通常是慢性。

双室扩张：慢性衰竭。

心房扩张：慢性压力或容量过负荷。

右室或左室肥大：慢性压力过负荷。

★右室是唯一能急性扩张的心腔。

2. 心腔外形：心室从"形状×大小×厚度"三个角度评估；心房仅评估大小（均为心脏舒张末期测量）。

◆ 左室：形状×大小×厚度

形状：圆锥形。横轴:纵轴 = 1/3:2/3。大小：左室内径 <5cm。室壁厚度 <1cm（0.6~0.9）。

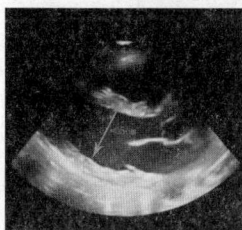

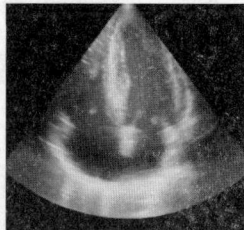

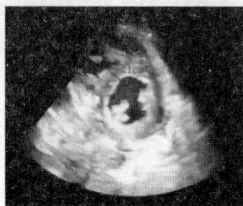

◆ 右室：形状×大小×厚度

形状：三角形/新月形。大小：内径＜3cm，RV≤2/3LV。室壁厚度≤0.5cm。

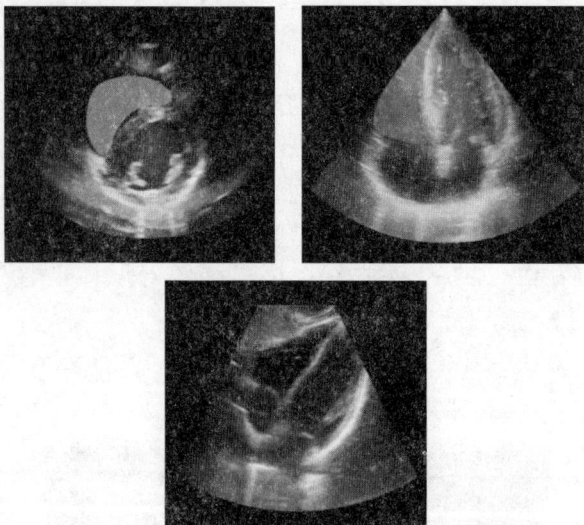

◆ 双房：大小

左房直径约等于1/2左室主轴内径，右房略小于左房。

（三）左室功能评估

1. 视觉评估：粗略分为4级：收缩过强、正常、减低、严重减低。

◆ 心内膜移动（PLAX，PSAX）：收缩时心内膜是否向左室心腔中心对称性运动。在心内膜缘测量左室中段直径，收缩期约缩短30%～40%。

◆ 心肌增厚（PLAX，PSAX）：收缩时左心室所有节段心肌增厚约40%。

◆ 二尖瓣前叶向室间隔运动（PLAX）：是否距离室间隔1cm内，相当于射血分数>40%。

2. 精确评估

◆ 1－D：收缩分数 FS（Fractional Shortening）

$$FS\% = 100\% \times \frac{LVEDD - LVESD}{LVEDD}$$（见下图），正常 ≥ 30%，重度减低<20%。

$$EF\% \approx FS\% \times 2$$

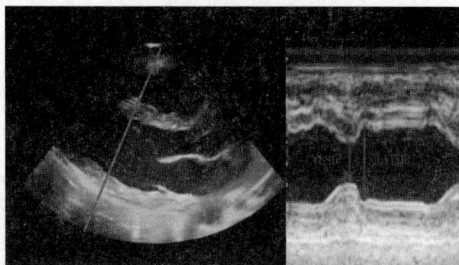

◆ 2－D：面积变化分数 FAC（Fractional Area Change）

$$FAC\% = 100\% \times \frac{LVEDA - LVESA}{LVEDA}$$（见下图），正常为35%～65%。

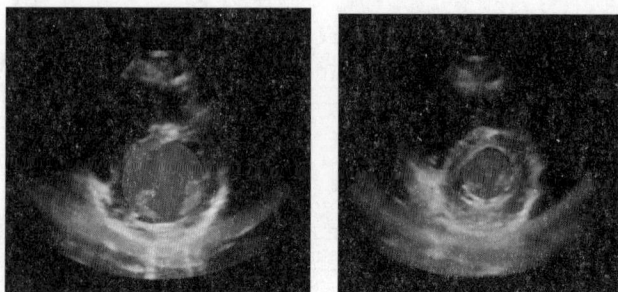

♦ 3 - D：射血分数 EF（Ejection Fraction）

$$EF\% = 100\% \times \frac{LVEDV - LVESV}{LVEDV}$$（见下图），轻度

45%～55%，中度30%～44%，重度＜30%。

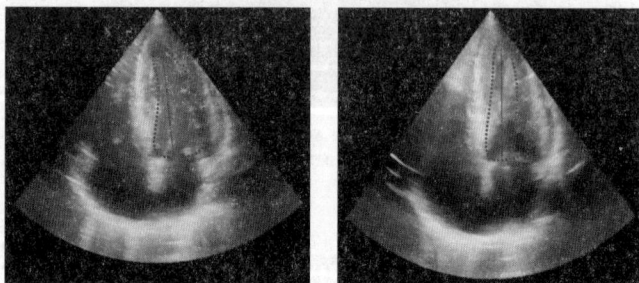

（四）右室功能评估

♦ 右室特点：对"前负荷耐受，后负荷敏感"。

♦ 休克患者超声确定急性右心衰竭时，过多输液可能会加重低血压，可能优先利尿剂或强心剂。

◆ 机械通气过高 PEEP 可能加重或诱发右室衰竭。

1. 扩张

相对值

中度：RVEDA/LVEDA 0.6～1.0

重度：RVEDA/LVEDA ＞1.0

绝对值

PLAX 切面 P≤3cm

A4C 切面 B≤3cm，M≤4cm。

（如下图所示）

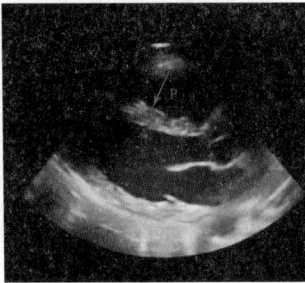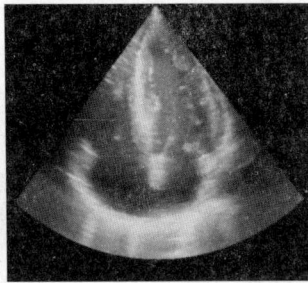

2. 运动功能

◆ 与 LV 放射向心性收缩不同，RV 是从心底到心尖纵向垂直收缩，以 TAPSE（三尖瓣环收缩期位移）评估其运动功能。

◆ TAPSE：正常 22～24mm，右室收缩功能降低 ＜16mm。

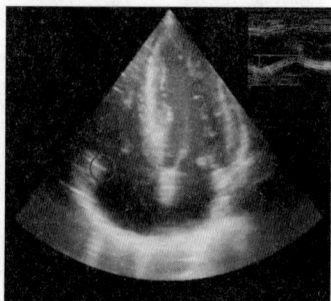

3. 室间隔

◆ 胸骨旁左室短轴：正常 LV 圆形，收缩及舒张期室间隔凹面朝向左室腔。

◆ RV 衰竭压力升高，收缩期室间隔反常运动，整个周期压力高，室间隔变扁平，"D"字征。

"D 字征"（下图）

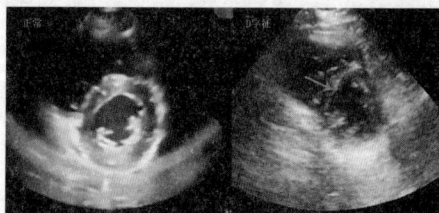

4. 急性或慢性的判断

◆ 右室扩张：急性或慢性。

◆ 左室扩张：通常是慢性。

◆ 双室扩张：慢性衰竭。

◆ 心房扩张：慢性压力或容量负荷过大。

◆ 右室或左室肥厚：慢性压力负荷过大。

（五）心包积液与心包填塞

1. 心包积液

◆ 舒张期测量最大液体尺寸进行分级：少量 ＜ 1cm，中量 1～2cm，大量 ＞2cm

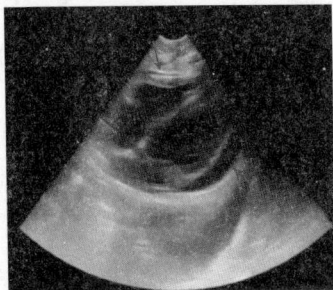

2. 心包填塞

2.1　心包填塞为临床诊断，心包压力大于心脏腔内压力，导致心脏充盈受限。任何环形心包积液伴血流动力学不稳定者应怀疑心包填塞。

2.2　超声表现

◆ 环形心包积液

◆ 右房收缩期塌陷

◆ 右室舒张期塌陷

◆ 心室容量呼吸变异性：心尖四腔切面，吸气时右心室容量增加（舒张期室间隔向左心运动，收缩期向右心运动），呼气时降低。

◆ 下腔静脉扩张：如果不扩张或有很好的呼吸变异

率，不可能存在心包填塞。

2.3　心腔受压的顺序

右房（收缩期）→右室（舒张期）→左房（收缩期）→左室（舒张期）。

3. 注意事项

◆　心包积液与胸腔积液鉴别：胸部旁长轴积液位于降主动脉前面。

◆　右室舒张期轻微"凹迹"在心包积液很常见。

◆　低容量状态可能发现右房塌陷，但会伴随下腔静脉塌陷，可与心包积液鉴别。

（六）下腔静脉

1. 适应证

◆　容量反应：机械通气患者最可靠。

◆　中心静脉压：自主呼吸患者近似值。

◆　心包积液：不扩张的 IVC 能排除心包填塞。

◆　右心衰竭：扩张的 IVC 见于肺心病、严重的三尖瓣反流。

2. 自主呼吸时评估

◆　静态呼气末 IVC（IVC EED）＜10mm。

◆　下腔静脉变异率

$$\Delta IVC = 100\% \times \frac{IVCexp - IVCinsp}{IVCexp} > 50\%$$

◆　下腔静脉直径、塌陷率和中心静脉压关系

IVC 直径和塌陷（%）	CVP（mmHg）
正常：≤2.1，>50%	0 ~ 5
除了正常和高的结果	5 ~ 10
高：>2.1，<50%	10 ~ 20

3. 机械通气时评估

◆ IVC EED < 15mm。

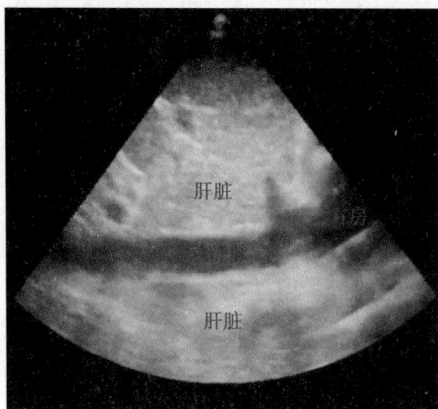

◆ 下腔静脉变异率

$$\Delta IVC = 100\% \times \frac{IVCinsp - IVCexp}{IVCinsp} > 18\%$$

4. 注意事项

◆ IVC 直径与变异率要考虑呼吸努力。

◆ IVC 扩张不等于需要液体治疗，可能的因素包括心包填塞、缩窄性心包炎、右室梗死。

七、循环衰竭心脏超声评估流程

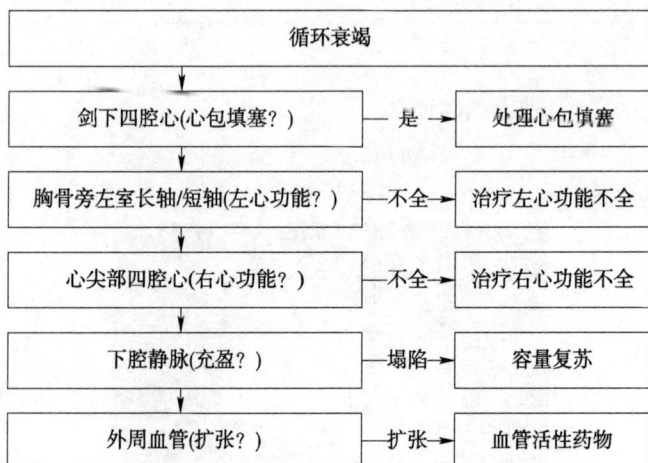

```
┌─────────────────────────────────────────────────┐
│                    循环衰竭                        │
└─────────────────────────────────────────────────┘
                      ↓
┌──────────────────────────────┐       ┌──────────────┐
│  剑下四腔心(心包填塞?)          │─ 是 →│  处理心包填塞  │
└──────────────────────────────┘       └──────────────┘
                      ↓
┌──────────────────────────────┐       ┌──────────────────┐
│  胸骨旁左室长轴/短轴(左心功能?)  │─不全→│  治疗左心功能不全  │
└──────────────────────────────┘       └──────────────────┘
                      ↓
┌──────────────────────────────┐       ┌──────────────────┐
│  心尖部四腔心(右心功能?)        │─不全→│  治疗右心功能不全  │
└──────────────────────────────┘       └──────────────────┘
                      ↓
┌──────────────────────────────┐       ┌──────────────┐
│  下腔静脉(充盈?)                │─塌陷→│    容量复苏    │
└──────────────────────────────┘       └──────────────┘
                      ↓
┌──────────────────────────────┐       ┌──────────────┐
│  外周血管(扩张?)                │─扩张→│  血管活性药物  │
└──────────────────────────────┘       └──────────────┘
```

（赵　昕）

二、肺脏超声评估

（一）探查位置

1. 探查位置：仰卧位，分别对双肺进行检查；坐位后背部 PLAPS 点（posterolateral alveolar and/or pleural syndrome）。

2. 探头位置：垂直于胸壁放置，指示点指向头侧；可垂直或平行于肋骨。

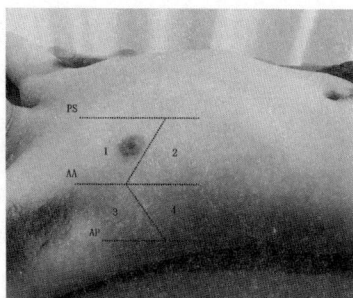

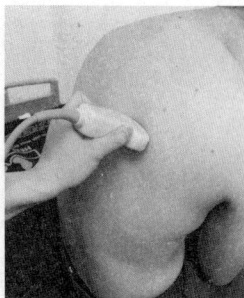

（二）正常图像

1. "蝙蝠征"： 由两侧肋骨影和胸膜线构成。

2. A 线： 由反复出现的胸膜线的伪影构成，平行于胸膜线，间隔等距离。

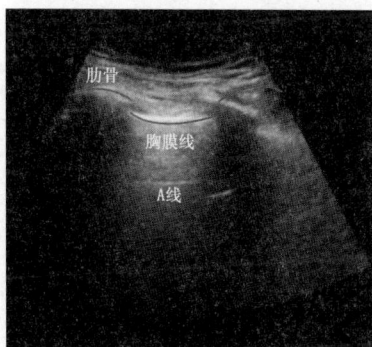

3. 胸膜滑动征和沙滩征： 由脏层胸膜和壁层胸膜相对运动形成，在 M 超下表现为沙滩征。

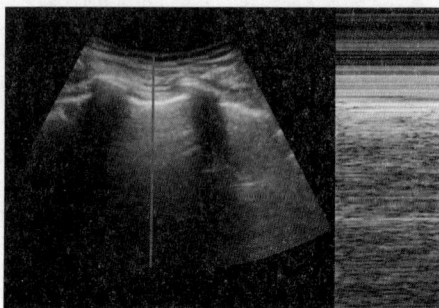

4. 肺脉 (lung pulse)：由心脏搏动引起的肺组织的形变构成。

(三) 常见疾病表现

1. 气胸

胸膜滑动征消失，M 超显示"平流层征（条码征）"。

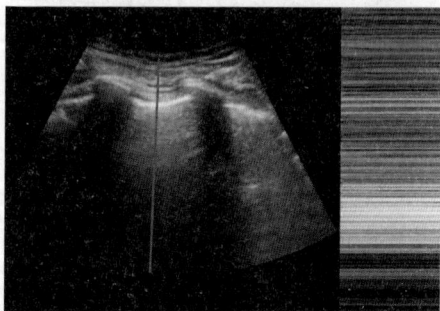

特异性征象："肺点（lung point）"M 超沙滩征平流层征随呼吸交替出现，看到肺点即可诊断。

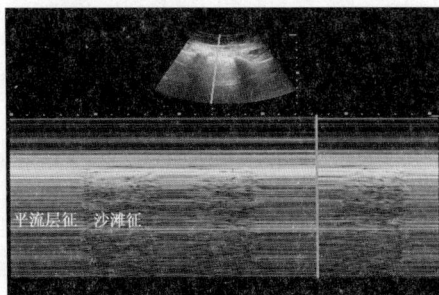

平流层征　沙滩征

胸膜滑动征、B线、肺脉，有任何一个即可除外气胸。

2. 胸腔积液

漏出液表现为绝对的无回声；渗出液液性暗区可见回声颗粒；脓性渗出通常有回声，存在分隔甚至形成蜂窝。

3. 急性间质综合征：包含ARDS，急性肺源性心脏病，肺炎，间质性疾病。

超声表现如下所示。

◆ B线：起源于胸膜线，垂直发出，至图像边缘无衰减，掩盖A线，与胸膜滑动征同步。代表小叶间隔增厚和血管外肺水增多。

◆ B7线：B线间距为7mm，由增厚的小叶间隔导致，表示间质性肺水肿。

◆ B3线：B线间距为3mm或更小时，表示肺泡性肺水肿。

◆ 白肺：B线融合（相当于毛玻璃影）。

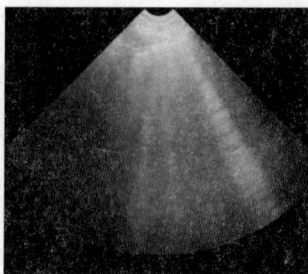

（四）BLUE 方案

1. BLUE 方案常用扫查位置： 上蓝点 + 下蓝点 + PLAPS。

双手按照下面的描述放置：上面手的小指放在锁骨下面，指尖位于中线，下面的手在上面手的下方（不包括拇指）。上 BLUE 点位于上面手的中央，下 BLUE 点位于下面手掌的中央。这四个点大略的遵循肺部解剖，尽可能避开心脏。PLAPS（后侧肺泡或胸膜综合征）点由下蓝点的水平延长线与腋后线共同构建。

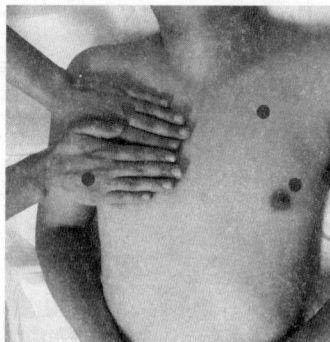

A 特征：胸膜滑动征＋A 线；B 特征：胸膜滑动征
＋B 线（一个肋间隙存在 3 根以上）；A'特征：胸膜滑
动征消失＋A 线；B'特征：胸膜滑动征消失＋B 线；
A/B 特征：一侧 A 线，一侧 B 线；C 特征：前肺实变。

2. 诊断流程

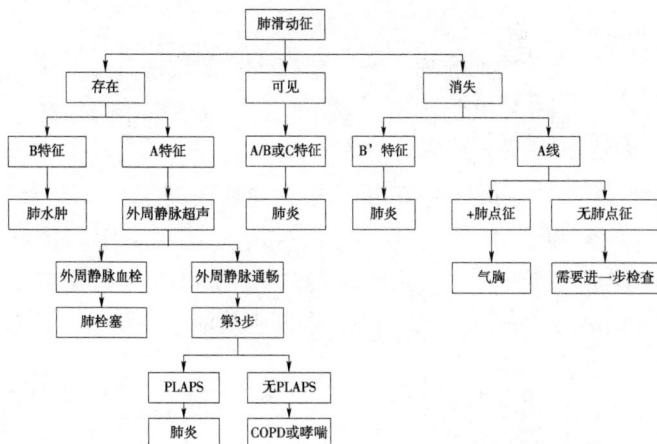

```
                        肺滑动征
        ┌──────────────────┼──────────────────┐
       存在               可见               消失
    ┌────┴────┐            │          ┌────────┴────────┐
  B特征    A特征      A/B或C特征    B'特征              A线
    │        │            │          │          ┌────────┴────────┐
  肺水肿  外周静脉超声    肺炎        肺炎      +肺点征          无肺点征
      ┌────┴────┐                               │                │
   外周静脉血栓 外周静脉通畅                     气胸         需要进一步检查
      │          │
    肺栓塞      第3步
            ┌────┴────┐
          PLAPS    无PLAPS
            │          │
           肺炎    COPD或哮喘
```

（赵　昕）

第七节　腹腔内压（膀胱压）测定

◆ 间接法：测膀胱内压。因膀胱壁薄且富有弹性，
可较好地传导腹腔内压。

◆ 腹腔内压正常值

正常腹腔内压在 5mmHg（1mmHg ＝ 1.33cmH$_2$O）
左右，肥胖及术后会相对高一些。

◆ 测量方法

1. 在膀胱内置入一根 Foley 导管。

2. 患者完全平卧位。

3. 排空膀胱内尿液。

4. 注入 50ml 生理盐水，通过导管与压力换能器相连。

5. 消除腹肌收缩影响（让患者腹部放松）。

6. 以腋中线为零点，取呼气末的数值，单位为毫米汞柱。如果为手测压力，单位为厘米水柱。

7. 结果判定：5~20mmHg 为腹腔内高压（IAH）。

◆ 腹腔间隔室综合征：腹腔内压≥20mmHg，伴或不伴腹腔灌注压（平均动脉压－腹腔内压）APP≤50mmHg，同时合并单个或多个器官功能衰竭。

（赵　昕）

第五章　中医技术

1. 消胀贴神阙穴贴敷

◆ 适应证：胃肠功能障碍（腹胀、便秘，不能耐受肠内全要素营养等）。

◆ 方法：消胀贴由吴茱萸、沉香等组成，所有药物共研成细末，每次以藿香正气水调 2g 药末呈糊状，敷于神阙穴，上用薄膜覆盖，每日更换一次。

2. 大黄甘草汤类方结肠辨证点滴

◆ 适应证：肠功能障碍胃肠实热、腑气不通者。

◆ 方法：大黄甘草汤类方兼有阴虚者加用生地；阳虚者加用制附片；气虚者加用黄芪；夹瘀者加用桃仁；夹痰饮者加用瓜蒌等。体位根据患者依从性灵活掌握，在肛门前端涂以润滑液，插入肠内约 15～25cm，使药液徐徐滴入结肠，药液滴注完后捏紧肛门，徐徐拔出肛管，勿使药液流出，保留时间越长越好。药液量为100ml，每日一次。

3. 加味通关散雾化吸入

◆ 适应证：中风中脏腑闭证的昏迷患者。

◆ 方法：由猪牙皂、麝香、冰片等药物组成。所有药物除麝香、冰片外水煎，麝香以醇沉法制成灭菌水溶液后将冰片溶于其中，水煎液及灭菌水溶液二者混匀，使用雾化器械雾化吸入，30 分钟/次，2 次/日，疗程7 天。

4. 中药湿敷

4.1 止痛酊

♦ 适应证：用于各部位、各种疼痛，包括炎性疼痛、癌性疼痛、神经性疼痛、外伤性疼痛、输液部位疼痛等。炎症性疼痛在抗炎基础上用，皮损部位不用。

♦ 功能：活血凉血，消肿止痛。

♦ 组成：红花、赤芍、乳香、没药、75%酒精等。

♦ 用法：外涂痛处；或湿润纱布后，外敷塑料，敷贴患处。

4.2 护臀油

♦ 适应证：预防压疮高危患者产生压疮。

♦ 功能：益气活血，润肤消肿。

♦ 组成：紫草、香油等。

4.3 压疮膏

♦ 适应证：各种原因引起的压疮。

♦ 功能：益气养血，去腐生肌，收敛止痛。

♦ 组成：生黄芪、当归、生大黄、赋形剂等。

♦ 用法：清洗外敷，每日1次。

5. 中药外洗

5.1 退热洗剂

♦ 适应证：各种发热。

♦ 功能：退热。

♦ 组成：冰片、麻黄等。

♦ 用法：麻黄等煎水，融入冰片，外洗降温。

5.2 中药泡足

♦ 根据方证分为：

风寒表证 1 号方：适用于感冒，由生麻黄、生姜等组成；

中焦虚寒 2 号方：适用于慢性胃肠病，由吴茱萸、肉蔻等组成；

心肾不交 3 号方：适用于失眠等神经官能症，由夜交藤、磁石等组成；

寒凝血瘀 4 号方：适用于骨关节病、中风后遗症，由川草乌、细辛等组成；

湿毒下注 5 号方：适用于丹毒、脚气，由苦参、黄柏等组成。

◆ 操作方法：足浴盆内套一次性塑料袋，袋中倒入中药煎液 1000ml，兑温水 3000ml。水温控制在 40 摄氏度左右。每次泡洗时间 20 分钟，每日 1 次，7 天为一疗程。足浴盆每日常规消毒。

◆ 注意事项：糖尿病足者慎用。皮肤破损感染者、皮肤高度敏感者禁用。足浴时若出现头晕、目眩、胸闷时，应立即停止足浴。如局部皮肤起泡、发红、瘙痒，应停止足浴。饭前、饭后 30 分钟内不宜足浴。足浴完毕后应拭干，注意保暖。

（钱　晶）

第六章 院感相关问题

第一节 呼吸机相关性肺炎

1. 基本概念

1.1 定义：呼吸机相关性肺炎（VAP）是医院获得性肺炎的一种，在机械通气 48 小时后或拔除气管插管 48 小时内发生。

1.2 诊断：影像学显示新发浸润影，或原有浸润影进行性加重，同时伴有下列 3 条临床特征中的至少 2 条：发热 >38℃ 或 <36℃、白细胞计数 >10×10⁹/L 或 <4×10⁹/L、脓性气道分泌物。

1.3 危险因素

◆ 高龄，免疫力低下。

◆ 有慢性肺疾病者，长期卧床，意识丧失。

◆ 有痰不易咳出。

◆ 机械通气时间长，上机前已使用抗生素，特别是广谱抗生素引起菌群失调（此条为主要危险因素，连续机械通气者发生医院内肺炎的危险性比未用机械通气者高 6～12 倍）。

◆ 长期使用 H_2 受体阻断剂和质子泵抑制剂，导致胃酸缺乏，使消化道细菌易位。

2. 预防

策略：减少误吸，防止致病菌在气道和胃肠道的定植。

2.1 非药物

◆ 体位：床头抬高30°～45°。

◆ 评估：避免过度镇静，需每日唤醒；每天评估是否可以撤机和拔管，减少插管天数。

◆ 气道管理：声门下分泌物吸引；定期予以翻身、拍背，以利于痰液引流；气道湿化，保证充分的痰液引流；维持合适的气囊压力（25～30cmH$_2$O）；如有可能，尽量使用无创呼吸机。

◆ 呼吸机管路的更换：呼吸机螺纹管每周更换一次，有明显分泌物时应及时更换；螺纹管内冷凝水应及时作为污水清除，不可直接倾倒在室内地面，不可使冷凝水流向患者气道；湿化器添加灭菌用水并每日更换。

2.2 药物

◆ 如无应激性溃疡高危因素，避免使用H$_2$受体阻滞剂和质子泵抑制剂。

◆ 使用氯已定进行口腔护理。

◆ 预防DVT。

3. 治疗

◆ 原则：早期、正确、足量的经验性抗生素治疗，然后根据细菌培养结果及治疗反应进行降阶梯治疗，并将疗程缩短至最小有效剂量。

◆ 住院早期发生的VAP（≤5天）、无或存在低多重耐药菌感染（MDR）危险的、无并发症（即无呼吸功能衰竭、血流动力学不稳定或其他器官损伤表现）的轻中度感染，通常使用一种抗生素，如三代头孢菌素或碳青霉烯类进行治疗，青霉素过敏者可使用喹诺酮。

◆ 晚发 VAP（＞5 天）、存在高 MDR 感染危险的重症医院获得性肺炎（即有呼吸功能衰竭、血流动力学不稳定、肺外器官受累者），应采用抗生素联合治疗。

◆ 常用抗生素

头孢菌素类药物（如头孢哌酮、头孢吡肟）。

碳青霉烯类（如亚胺培南、美罗培南）。

β-内酰胺类/β-内酰胺酶抑制剂复方制剂（如头孢哌酮-舒巴坦、哌拉西林-他唑巴坦）。

考虑革兰阴性菌耐药菌感染可联用喹诺酮类或氨基糖苷类。

考虑革兰阳性耐药菌感染可联合用糖肽类（如万古霉素）或利奈唑胺。

（刘　畅）

第二节　导尿管相关尿路感染

1. 基本概念

1.1　定义：患者留置尿管后或者拔除尿管 48 小时内发生的泌尿系统感染。

1.2　诊断：患者出现尿频、尿急、尿痛等尿路刺激症状，或者下腹部触痛、肾区叩痛，伴有或不伴有发热，并且尿检白细胞男性 ≥5 个/高倍视野，女性 ≥10

个/高倍视野，插导尿管者应当结合尿培养。

2. 预防

2.1 留置

◆ 谨慎评估是否符合留置导尿管的适应证，避免不必要的留置导尿。

◆ 必须由经过培训的人员在严格无菌条件下放置尿管。

◆ 留置尿管动作轻柔，避免尿道黏膜损伤。

◆ 根据患者年龄、性别、尿道情况选择合适的导尿管类型。

◆ 使用密闭引流系统。

2.2 维护和拔除

◆ 尽早拔除导尿管。

◆ 每日评估并记录导尿管留置的必要性。

◆ 定时倾倒蓄尿袋中的尿液。

◆ 每日执行留置尿管护理及会阴清洁。

◆ 保持蓄尿装置低于膀胱水平，防治逆行感染。

◆ 长期留置导尿管者，不宜频繁更换导尿管，建议更换尿管频率为 1 次/2 周、普通集尿袋 2 次/周，精密集尿袋 1 次/周。

3. 治疗

得到培养结果前，经验性应用广谱抗生素，通常应用喹诺酮或第三、第四代头孢菌素。可能为假单胞菌属感染时，可选择头孢他啶或头孢吡肟，怀疑肠球菌属感染时，可联合使用万古霉素或利奈唑胺。疗程为 10 ~ 14 天。

（刘　畅）

第三节　导管相关血流感染

1. 基本概念

1.1　定义

指带有血管内导管或者拔除血管内导管 48 小时内的患者出现菌血症或真菌血症，并伴有发热（>38℃）、寒战或低血压等感染表现，除血管导管外没有其他明确的感染源。

1.2　诊断

◆ 确诊：具备下述任一项，可证明导管为感染来源。

①有 1 次半定量导管培养阳性（每导管节段≥15CFU）或定量导管培养阳性（每导管节段≥100CFU），同时外周静脉血培养阳性并与导管节段为同一微生物。

②从导管和外周静脉同时抽血做定量血培养，两者菌落计数比（导管血：外周血）≥3:1。

③从中心静脉导管和外周静脉同时抽血做定性血培养，中心静脉导管血培养阳性出现时间比外周血培养阳性至少早 2 小时。

④外周血和导管出口部位脓液培养均阳性，并为同一株微生物。

◆ 临床诊断：具备下述任一项，提示导管极有可能为感染的来源。

①具有严重感染的临床表现，且导管头或导管节段

的定量或半定量培养阳性，但血培养阴性，除了导管无其他感染来源可寻，并在拔除导管 48 小时内未用新的抗生素治疗，症状好转；

②菌血症或真菌血症患者，有发热、寒战和（或）低血压等临床表现且至少两个血培养阳性（其中一个来源于外周血），其结果为同一株皮肤共生菌（例如类白喉菌、芽孢杆菌、丙酸菌、凝固酶阴性葡萄球菌、微小球菌和念珠菌等），但导管节段培养阴性，且没有其他可引起血行感染的来源可寻。

◆ 拟诊：具备下述任一项，不能除外导管为感染的来源。

①具有导管相关的严重感染表现，在拔除导管和适当抗生素治疗后症状消退；

②菌血症或真菌血症患者，有发热、寒战和（或）低血压等临床表现且至少有 1 个血培养阳性（导管血或外周血均可），其结果为皮肤共生菌（例如类白喉菌、芽孢杆菌、丙酸菌、凝固酶阴性葡萄球菌、微小球菌和念珠菌等），但导管节段培养阴性，且没有其他可引起血行感染的来源可寻。

2. 预防

2.1　教育、培训和调查

◆ 有关血管内导管的置入指征、操作流程、维护常规以及相关感染控制的标准方法，对相关医务人员进行培训。

◆ 建立专业的静脉输液小组，严格遵守无菌操作规范。

◆ 对血管内导管相关感染的发病率与趋势、病原菌及其耐药性、感染控制的薄弱环节与存在问题等进行调查，并定期将结果反馈院内感染办公室。

2.2 中心静脉导管置入要点

◆ 选择合适的穿刺位置，成人首选锁骨下静脉，尽量避免股静脉。

◆ 穿刺前认真洗手。戴无菌手套后，尽量避免接触穿刺点皮肤。置管过程中手套污染或破损应立即更换。

◆ 采用最大限度的无菌屏障保护措施（戴口罩、帽子、无菌手套、穿无菌手术衣、铺大无菌单），严格进行无菌操作。

◆ 使用含酒精的 > 0.5% 氯已定溶液，如有禁忌，可选择碘酒或 75% 酒精。消毒范围尽量大。

◆ 选用能满足治疗需求的最少接口数或腔体数的中心静脉导管。

◆ 尽可能使用超声技术指导放置中心静脉导管，以减少操作尝试及机械损伤，减少感染。

2.3 中心静脉置管维护要点

◆ 尽量使用无菌透明、透气性好的敷料覆盖穿刺点，对于高热、出汗或穿刺点出血、渗血的患者应当使用无菌纱布覆盖。

◆ 定期更换置管穿刺点覆盖的敷料。更换间隔时间：无菌纱布为 1～2 天，无菌透明敷料为 3～7 天，如果纱布或敷料出现潮湿、松动、可见污染时应立即更换。

◆ 医务人员接触置管穿刺点或更换敷料时，严格执行手卫生，洗手或手消毒后要戴无菌手套。

◆ 保持导管连接端口的清洁，注射药物前，应当用75%酒精或含碘消毒剂进行消毒，如有血迹等污染时，应当立即更换。

◆ 导管不宜常规更换，在输血、输入血制品、脂肪乳剂后（24小时内）或停止输液时应当及时更换输液管路。

◆ 紧急状态下的置管，若不能保证有效的无菌原则，应当在48小时内尽快更换导管。

◆ 怀疑患者发生导管相关感染，或者患者出现静脉炎、导管故障时，应当及时拔除导管。

3. 治疗

3.1 拔除导管：怀疑患者发生导管相关血流感染时，拔除导管后应取导管尖端5cm做细菌培养，并同时在对侧（或其他不同部位）抽取外周血培养，在化验单上注明抽血时间；导管不能拔除者，同时抽取导管血和外周血做血培养。如插管部位有渗出，应用棉签蘸取渗出液进行细菌培养，并进行革兰氏染色。

3.2 抗生素

◆ 根据临床情况和培养结果选择抗生素。

◆ 有全身感染表现或血培养初步结果显示为革兰阳性菌时，应选用万古霉素进行经验性治疗；通常加用另一种抗生素以覆盖革兰阴性菌，或协同治疗肠球菌属感染，根据致病菌鉴定结果进一步调整治疗方案。

◆ 对于无并发症的导管相关性菌血症，抗生素疗程通常为7～14天（血培养为金黄色葡萄球菌时疗程为14

天）；真菌感染需要更长疗程，尤其是免疫功能抑制的患者。

（刘　畅）

第四节　多重耐药菌的防治

1. 定义

◆ 多重耐药菌（MDR）：指同时对三类或三类以上抗菌药物产生耐药性的细菌。

◆ 广泛耐药（XDR）：除对 1~2 个抗菌药物敏感外，其余均耐药。

◆ 全耐药（PDR）：对当前临床应用的所有抗菌药物耐药。

2. 常见多重耐药菌

◆ 耐甲氧西林金黄色葡萄球菌（MRSA）

◆ 耐万古霉素肠球菌（VRE）

◆ 产超广谱 β – 内酰胺酶（ESBLs）细菌

◆ 耐碳青霉烯类抗菌药物肠杆菌科细菌（CRE）

◆ 耐碳青霉烯类抗菌药物鲍曼不动杆菌（CR – AB）

◆ 多重耐药/泛耐药铜绿假单胞菌（MDR/PDR – PA）

3. MDR/XDR/PDR 危险因素

◆ 近 90 天内接受过抗菌药物治疗。

◆ 入院时间≥5 天。

◆ 所在社区或医院内抗菌药物的耐药率高。

◆ 存在免疫抑制性疾病或接受免疫抑制性治疗。

◆ 入住 ICU。

◆ 接受侵袭性治疗（如鼻胃管、中心静脉插管、尿路插管、机械通气）等。

4. 预防控制措施

4.1　合理使用抗生素

◆ 根据指南指导抗生素的合理应用。

◆ 降阶梯治疗，病原学结果回报后及时调整抗生素。

◆ 尽量应用窄谱抗生素。

4.2　如发现 MDR，通报科内感控小组

4.3　加强医务人员手卫生

◆ 手上有明显污染时，应当洗手。

◆ 无明显污染时，可以使用速干手消毒剂进行手部消毒。

4.4　严格实施隔离措施

◆ 将患者隔离于单间，同类多重耐药菌感染或定植患者可安置在同一病房；不能将多重耐药菌感染与气管插管、深静脉留置导管、有开放伤口或者免疫功能抑制患者安置在同一病房。

◆ 医务人员进入病室应戴口罩、帽子、穿工作服，有可能接触多重耐药菌感染患者的伤口、溃烂面、黏膜、血液和体液、引流液、分泌物、痰液、粪便时，须戴手套，必要时穿隔离衣，完成对 MDR 感染患者的诊疗护理操作后，必须及时脱去手套和隔离衣，并严格洗

手或手消毒，妥善处置使用后的隔离衣。

◆ 减少患者病房转换和转运。

◆ 减少不必要人员出入病房、接触患者。

◆ 当患者感染治愈，且连续 3 个标本（每次间隔 > 24 小时）培养均为阴性时，方可解除隔离。

4.5　遵守无菌技术操作规程：特别是实施中心静脉置管、气管切开、气管插管、留置尿管、放置引流管等操作时，应当避免污染，减少感染的危险因素。

5. 治疗

抗生素的选择原则如下所示。

◆ 细菌流行病学

革兰阴性菌在院内感染检出率最高，且以大肠埃希菌和肺炎克雷伯杆菌为主；在 MDR 中，产超广谱 β - 内酰胺酶（ESBL）的菌株多见；该数据提示对于院内感染的经验性治疗应以广谱覆盖革兰阴性菌为主，选择对产 ESBL 菌株具有较强抗菌活性的抗菌药物。

◆ 单用还是联合

可单药治疗的即单药治疗（如产 ESBL 肠杆菌感染）。指南推荐亚胺培南、美罗培南、哌拉西林/他唑巴坦或头孢吡肟单药治疗，除非怀疑 MRSA 感染。产 ESBL 肠杆菌感染采用碳青霉烯类单药治疗即可获得很好的疗效。

对于存在 MDR 鲍曼不动杆菌或铜绿假单胞菌感染风险的 HAP 和 VAP，多推荐联合治疗。亚胺培南与头孢哌酮/舒巴坦联合具有协同作用，可用于 MDR 或泛耐药（PDR）鲍曼不动杆菌的治疗。

◆ 给药剂量和方式

正确的给药剂量和方式能提高临床疗效，减少细菌耐药；若药物剂量不足或给药方式不正确则降低临床疗效，增加并发症和细菌耐药的风险。

以亚胺培南为例：对于非 MDR 耐药菌感染的患者，亚胺培南 0.5g，1 次/8h 即可满足治疗所需；但对于 MDR 致病菌感染的患者，研究结果提示亚胺培南 1g，1 次/8h 才能获得理想的治疗效果。注射用亚胺培南/西司他丁钠说明书中也明确指出：对于由不太敏感的病原体所引起的严重感染，推荐给药剂量为 1g，1 次/6h 或 1 次/8h。

◆ 定植和感染

正常菌群在宿主细胞上定居、生长和繁殖的现象称为定植。机体免疫功能低下时，正常寄居或致病力很低的微生物侵入人体其他部位，造成感染。鲍曼不动杆菌是常见的条件致病菌，也是最容易在体表定植的革兰阴性杆菌。根据患者临床表现和体征评估是否存在感染，若判断为感染，可在之前经验性治疗的基础上联合用药。如经验性用药选择的是碳青霉烯类，3 天后培养出鲍曼不动杆菌，且根据临床体征判断可能为鲍曼不动杆菌感染，则在碳青霉烯的基础上联合舒巴坦。总之，一定要避免对定植菌使用抗菌药物治疗，否则会增加定植菌耐药的风险。

(刘 畅)

第五节　ICU 抗生素停用策略

1. 总则

重症患者长期过度应用抗生素，常引起真菌感染、诱导耐药、破坏正常菌群等诸多不良后果，使临床陷入无药可用或欲罢不能的恶性循环。为避免过度抗生素暴露，应根据患者病程、临床表现及实验室检查等情况适时停用抗生素，并于停药后监测相关指标，必要时再度抗感染治疗。停药期间，宜加强支持治疗，提高自身免疫力，鼓舞正气，驱邪外出。

停用抗生素前，要充分地和患者家属进行沟通，并有相应记录。

2. 抗生素停用指征

满足下列 2.1 +（2.4 ~ 2.6）中任意 1 项，或 2.1 + 2.2 + 2.3 即停用抗生素。

2.1　CPIS（clinical pulmonary infection score）评分 ≤ 6 分

观察指标	变化情况	记分
体温（℃）	36.0 ~ 38.0	0
	38.1 ~ 39.0	1
	< 36.0 或 > 39.0	2
白细胞（× 10⁹/L）	4 ~ 11	0
	11 ~ 17	1
	< 4 或 > 17	2

观察指标	变化情况	记分
气管分泌物	无痰或少许（吸引 < 14 次/24 小时）	0
	中 – 大量（吸引 > 14 次/24 小时）非脓性	1
	脓性分泌物	2
氧合指数 （PaO_2/FiO_2，mmHg）	> 240 或有 ARDS	0
	< 240，无 ARDS	2
胸部 X – Ray	无	0
	斑片状	1
	融合片状	2
气道分泌物培养	培养无生长	0
	培养阳性	1
	革兰氏染色发现相同致病菌	2

2.2 连续应用抗生素 ≥2 月。

2.3 标本培养连续 6 次出现广泛耐药菌株：ESBL、AmpC、金属酶（＋）或出现不动杆菌属、嗜麦芽窄食单胞菌、铜绿假单胞菌等。

2.4 出现进行性加重、危及生命的深部真菌感染。

2.5 出现严重抗生素相关胃肠功能障碍：严重腹胀、肠鸣音消失、腹泻、消化道出血等。

2.6 出现严重抗生素相关性肝、肾功能不全。

3. 停药期间监测指标

监测 CPIS 评分中涉及的 6 项指标及肝、肾、胃肠功能状况，CPIS 评分 > 6 分，在器官功能允许或支持下，应再度抗感染治疗。

4. 停药期间支持治疗

4.1　充分肠内或肠外营养支持。

4.2　维持水、电解质酸碱平衡，补充各种微量元素。

4.3　充分脏器功能支持治疗。

4.4　控制血糖 <10mmol/L。

4.5　根据情况选择应用免疫增强制剂：如丙种球蛋白、阿拓莫兰、胸腺肽。

4.6　酌情补充白蛋白、血液制品、生长激素等。

4.7　中医治疗以扶正为主，祛邪为辅。辨证选用下列制剂：

4.7.1　扶正制剂：参麦注射液、生脉注射液、参附注射液、参芪扶正注射液（肿瘤）。

4.7.2　祛邪制剂

- 清热解毒：清开灵注射液、醒脑静注射液。
- 清利湿热：茵栀黄注射液。
- 清热化痰：痰热清注射液。
- 活血通脉：丹参注射液、血栓通注射液、血塞通注射液。

（齐文升　赵　昕）

第二部分
常见病证诊疗要点

第一章　心肺复苏

1. 心跳骤停定义：各种原因引起的、在未能预计的情况和时间内心脏突然停止搏动，从而导致有效心泵功能和有效循环中止，引起全身组织细胞严重缺血、缺氧和代谢障碍，如不及时抢救即可立刻失去生命。

2. 基础生命支持（BLS）具体步骤

步　　骤	建　　议
识别	拍打、呼唤无反应
	没有呼吸或不能正常呼吸
	10 秒钟之内未扪及脉搏
心肺复苏程序	C—A—B
按压频率	每分钟 100~120 次
按压幅度	5~6cm
胸廓回弹	保证每次按压后胸廓回弹，每两分钟交换一次按压职责
按压中断	尽可能减少胸外按压的中断，将中断控制在 10 秒以内

续表

步　　骤	建　　议
气道	仰头提颌法（怀疑有外伤：推举下颌法）
按压 - 通气比例	30:2
通气：在施救者未经培训或培训不熟练的情况下	单纯胸外按压
使用高级气道通气	每 6～8 秒一次呼吸，每分钟 8～10 次呼吸 与胸外按压不同步 大约每次呼吸 1 秒时间 明显的胸廓起伏
G4 除颤	尽快连接并使用 AED，尽可能缩短电击前后的胸外按压中断，每次电击后立即从按压开始心肺复苏

3. 高级生命支持（ACLS）具体步骤

3.1　患者已进行胸外按压和球囊辅助呼吸（接 15L/min 的氧气），确保心电监护和静脉通路已经建立。

3.2　停止胸外按压，查看心电监护，如为室颤或无脉室速，继续胸外按压并给予双相 200J（或单相 360J）电除颤，除颤后立即胸外按压和球囊辅助呼吸，如为心脏停搏或无脉电活动，立即胸外按压，球囊辅助呼吸（30:2），可给予肾上腺素 1mg 静脉推注。

3.3　2 分钟后停止按压，交换按压人员，观察监护仪，肾上腺素每 3～5 分钟给予 1 次，每次 1mg 静脉推注。

3.4 如已除颤3次，肾上腺素已应用1次，考虑为难治性室颤/无脉室速，可给予胺碘酮300mg 快速静脉推注（第二次150mg）。

3.5 复苏同时应考虑患者心跳骤停可能的病因并及时处理。

低血容量、酸中毒、低体温、张力性气胸、药物和毒物、冠状动脉血栓治疗、缺氧、低/高钾血症、心包填塞、肺动脉血栓。

4. 自主循环恢复（ROSC）

如患者自主心率血压恢复，有创动脉压力波形监测出现自主动脉压，或有 $PetCO_2$ 突然增加 ≥40，考虑自主循环恢复。

5. 循环恢复后治疗

5.1 意识未恢复，建议低温/亚低温以促进神经功能恢复。

5.2 维持心、肺、脑等重要脏器灌注。

5.3 避免过度通气和氧中毒（目标 SPO_2 ≥94%）

5.4 针对病因治疗。

6. 中医治疗

6.1 对于心跳骤停患者，早期应以手法复苏为主，同时或稍后中医辨证治疗。

◆ 阴脱证：证见唇干舌塞，汗出多，心悸动无力，手足蠕动，舌红瘦或短缩，少苔，脉细数无力。可用生脉注射液、参麦注射液，益气固脱，养阴生津。

◆ 阳脱证：证见目闭口开，面色苍白，身冷肢厥，舌胖淡暗，苔润滑，脉沉微欲绝。可用参附注射液回阳救逆，益气固脱。

◆ 热闭证：证见面色紫滞，或有发热，呕恶抽搐，呼吸急促，喉中痰鸣，舌紫红胖大，苔焦干，脉沉滑。醒脑静注射液清热解毒，凉血活血，开窍醒脑。

◆ 瘀滞证：证见手足口唇发绀，皮肤花斑，尿赤少，舌紫暗者，可加丹红注射液活血化瘀。

6.2 复苏后意识不清，可用针刺或点压人中穴以催醒；属痰热内闭心窍者用安宫牛黄丸；属痰湿内蕴、蒙塞心神者用苏合香丸；复苏后血压低，难以维持者，可用中药颗粒剂独参汤溶化灌服。

（赵　昕　齐文升）

第二章 脓毒症

1. 诊断

1.1 定义

Sepsis1.0：感染＋全身炎症反应综合征（SIRS）（以下4项至少符合任意两项：呼吸频率＞20次/分；外周血白细胞＜4000/mm³或＞12000/mm³；心率＞100次/分；体温＜36℃或＞38.3℃）。严重脓毒症：存在组织低灌注（乳酸水平升高）或器官功能损伤（如：肌酐升高，胆红素升高，INR升高，尿量＜0.5ml/kg/h，淀粉酶升高）。脓毒症休克：充分液体复苏后仍不能纠正的低血压。

Sepsis2.0：sepsis 1.0基础上＋≥两条诊断标准（包括一般指标、炎症反应、血流动力学、器官功能障碍、组织灌注共21条评估指标）。过于复杂且缺乏充分研究基础，未得到认可和广泛应用。

Sepsis3.0：以器官功能衰竭为中心。定义为机体对感染的反应失控引起的致命性器官功能障碍。诊断标准：感染＋SOFA评分≥2（SOFA评分详见第二章）。可疑感染患者Quick SOFA≥2时要疑诊脓毒症，进行器官功能衰竭的评估，即SOFA评分。

❖ Quick SOFA：收缩压≤100mmHg，呼吸频率≥22次，意识改变。

1.2 鉴别诊断：心源性/过敏性/低血容量性休克。

1.3　诊断措施

病原学培养：尽快实施，最好是抗感染治疗之前进行，至少一次外周血培养。

实验室检查：乳酸、血常规、肌酐、凝血功能。

监护：血压（可以考虑有创动脉压）、皮温、尿量、心电图、氧饱和度。

影像学检查：床旁超声。

2. 治疗

2.1　针对感染

◆ 抗生素：尽快使用，应根据可能的感染源、感染部位、免疫状态和过敏情况选择，尽可能覆盖所有可能的病原菌（如有可能，先送病原学检查后再使用。但不能因为无法及时送培养而推迟抗感染治疗）。

◆ 控制感染源：去除坏死组织、脓肿以及可能存在被感染的装置。

2.2　针对低血压/休克

◆ 液体复苏：立即快速扩容，只选择晶体液（约30ml/kg；白蛋白可以作为备选），根据补液反应，为达到充足的组织灌注，可以重复使用上述液体复苏方案。

◆ 中心静脉通路（CVC）：如果存在严重脓毒症或脓毒症休克应放置深静脉。

◆ 升压药和强心药：在液体复苏后持续存在休克时使用。升压药首选去甲肾上腺素，如有必要可加用肾上腺素。不推荐多巴胺（但在快速心律失常风险较低或心动过缓时可以考虑）。如果怀疑或证实存在心功能不全可使用多巴酚丁胺。

◆ 糖皮质激素：在使用升压药后休克仍无法纠正时可以使用。

◆ 镇痛镇静：不能单用镇静，并使用镇静评分以及每日镇静暂停，避免深度镇静。如有必要使用可神经肌肉接头阻滞剂。

2.3 其他治疗

◆ 呼吸支持：考虑机械通气，使用肺保护性通气策略：潮气量 <6ml/kg（标准体重，而非实际体重）。

◆ 抗感染：依据培养结果降阶梯治疗。

◆ 控制血糖水平：保持血糖水平 <180mg/dl。

◆ 预防呼吸机相关肺炎。

◆ 抬高床头（45 度最佳）。

◆ 预防深静脉血栓。

◆ 预防应激性溃疡。

◆ 条件许可，每日自主呼吸试验以评估拔管可能。

◆ 每日使用氯已定口护。

◆ 营养：如能耐受则开始口服或肠内营养，而不要在 48 小时内完全禁食或用静脉营养。第一周最好不高于 500kcal/d，如果患者病情好转可以酌情调整。

3. 中医治疗

3.1 分期施治

脓毒症在中医学中属"毒热证"的范畴，解毒清热、调畅气血是脓毒症总的治疗原则，临床时又需结合不同阶段的特点施治。通用方药：三黄汤冲服败毒散，每日 2 次。

◆ 腑实气滞期：治宜通腑行气，灌服承气散，每日

3次，肠内营养者于餐前30分钟服用；大黄甘草汤类方灌肠，每日2次；消胀贴神阙穴贴敷，每日1次。

◆ 热结血瘀期：治宜清肝凉血散血，方用清肝凉血方，每日2次。

◆ 邪热壅盛期：治宜清热宣肺开窍，方用清化方。

3.2 中成药选择：辨证属气分热盛者，可用热炎宁注射液或痰热清注射液静脉滴注；辨证属气营两燔者，可用醒脑静注射液或血必净注射液（非医保药物）静脉滴注。

（赵　昕　齐文升）

第三章　慢性阻塞性肺病急性发作

1. 诊断

1.1　定义：慢性阻塞性肺病急性发作指一种急性起病的过程，其特征是患者呼吸系统症状恶化，超出日常的变异范围，并需要改变药物治疗方案。

1.2　鉴别诊断：对治疗效果差的 10% ~ 30% AE-COPD 患者，应重新评估是否存在其他疾病，如：肺炎、充血性心衰、气胸、胸腔积液、肺栓塞、心律失常、药物依从性差等。

2. 入住 ICU 指征

◆ 严重呼吸困难且对初始治疗反应差者。

◆ 意识状态改变者。

◆ 经氧疗和无创机械通气后低氧血症（$PaO_2 <$ 40mmHg）恶化，和/或呼吸性酸中毒进行性加重（PH < 7.25）者。

◆ 需要有创机械通气者。

◆ 血流动力学不稳定者。

3. 药物治疗

3.1　抗感染

经验性使用抗生素，建议使用抗铜绿假单胞菌的 β 内酰胺类/呼吸喹诺酮类/氨基糖苷类抗生素。

3.2　支气管扩张剂

◆ 短效 $β_2$ 受体激动剂：沙丁胺醇（万托林）或短

效 β_2 受体激动剂联合短效抗胆碱能药物：复方异丙托溴胺（可必特）。

◆ 茶碱：二线药物，与 β_2 受体激动剂、抗胆碱能药物分别作用于大小不同气道，联合应用更获益。治疗窗窄，建议应用24小时后监测血药浓度。

3.3 糖皮质激素：推荐口服泼尼松 30～40mg 或等效剂量糖皮质激素静脉滴注，10～14 天。

3.4 抗凝：低分子肝素。

3.5 其他：监测液体平衡，营养，维持水、电解质平衡，痰液引流，鉴别治疗合并症。

4. 氧疗和机械通气

4.1 氧疗：鼻导管或文丘里面罩低浓度吸氧，目标 $PaO_2 > 60mmHg$，$SpO_2 > 90\%$。如出现意识障碍、氧合下降、$PaCO2$ 进行性升高，呼吸困难加重或血流动力学改变，及时改为机械通气。

4.2 无创正压通气

◆ 轻中度呼吸性酸中毒（7.25 < PH < 7.35），呼吸困难，频率 >25 次/分，推荐应用 NPPV。

◆ 重度呼吸性酸中毒 PH < 7.25，可在严密观察下短时间（1～2 小时）试用 NPPV。

◆ 应用 NPPV 时应注意意识、咳痰能力、血流动力学状态和患者配合能力。

◆ 应用初期密切监测生命体征和血气，2～4 小时无改善应考虑气管插管有创通气。

◆ 严重意识障碍者不宜应用 NPPV。

◆ 模式以 BiPAP 常用，通常 EPAP 从 4cmH$_2$O 开始，IPAP 从 8cmH$_2$O 开始，根据患者耐受程度逐渐上调，直到达到满意的通气水平。

4.3 有创正压通气（IPPV）

◆ 指征：危及生命的低氧血症（PaO$_2$ < 50mmHg，或 PaO$_2$/FiO$_2$ < 200mmHg）；PCO$_2$ 进行性升高伴严重酸中毒（PH < 7.2）；严重意识障碍；严重呼吸窘迫（呼吸频率 > 40 次/分，矛盾呼吸）或呼吸抑制（呼吸频率 < 8 次/分）；血流动力学不稳定；气道分泌物多且引流障碍，气道保护功能丧失；无创通气治疗失败或不耐受；呼吸心跳停止。

◆ 初始参数设置：低通气、长呼气、慢频率。

VC 模式，潮气量 6 ~ 9ml/kg，呼吸频率 10 ~ 14 次/分，吸气流速 40 ~ 60L/min，吸呼比 1:(3 ~ 4)，PEEP4 ~ 6cmH$_2$O，FiO2：维持 SaO$_2$ > 90%，平台压 < 30cmH$_2$O。

4.4 有创 – 无创序贯通气切换与肺部感染控制窗（PIC 窗）

建立人工气道合理治疗 3 ~ 7 天后，临床表现痰液减少并转为稀白痰，体温下降，白细胞计数减少，X 线片影消退，这一阶段称为"肺部感染控制窗（PIC）"，此时痰液引流问题已不突出，呼吸肌仍较疲劳，需通气支持，为拔管序贯无创通气的最佳时机。

PIC 窗不及时拔管，会增加呼吸机相关肺炎（VAP）的发生率。

5. 中医治疗

5.1 痰热闭肺证：发热烦躁，甚或神志不清，胸闷胀满，咳嗽喘促，呼吸困难，气急鼻煽，喉间痰鸣，痰多黄稠或白黏难咳出，口唇发绀，面赤口渴，便干尿黄，舌质红，舌苔黄腻，脉象弦滑。方用清化方清热化痰、开窍平喘。

5.2 阴阳两虚、痰瘀蕴毒证：不发热或低热，形体羸弱，精神萎顿，少气懒言，形寒肢冷，面浮肢肿，咳逆喘息少气，咯痰多色白有沫或痰中带血，心慌，唇紫，腹胀大便稀褐，舌淡紫，或有齿痕，苔白腻，脉濡缓或滑数。方用麻黄升麻汤滋阴扶阳、清上温下、透邪解毒。

（赵　昕　齐文升）

第四章　重症哮喘

1. 诊断

1.1　定义：重症哮喘常表现为话不成句，辅助呼吸肌运动，奇脉，出汗，呼吸峰流速（PEF）< 33% ~ 50%预计值，呼吸次数 > 25 次/分，HR > 110 次/分，血气 2 型呼吸衰竭。如有精神状态改变，双侧呼吸音消失，呼吸过慢，心动过缓等说明病情进一步加重。

1.2　鉴别诊断：AECOPD、肺栓塞、张力性气胸、充血性心力衰竭、声带功能障碍、异物梗阻。

2. 药物治疗

2.1　解除支气管痉挛：使用定量吸入器吸入短效 β_2 受体激动剂（沙丁胺醇 2.5mg），或 β_2 受体激动剂、抗胆碱药物连续雾化吸入治疗。茶碱类药物作为备选。

2.2　糖皮质激素：甲强龙 80 ~ 160mg 分次静脉给药。

2.3　如哮喘发作诱因为感染则应积极控制感染。

2.4　注意并发症及合并症的处理：脱水、酸碱失衡和电解质紊乱、气胸、肺栓塞、心力衰竭、肾衰竭等。

3. 氧疗和机械通气

3.1　氧疗：吸氧浓度一般不超过 40%，维持 SpO_2 大于 90% 即可。

3.2　机械通气：经上述治疗无改善甚至继续恶化，

应及时给予机械通气治疗。

◆ 指征：意识改变、呼吸肌疲劳、呼吸性酸中毒。

◆ 如无禁忌可先采用无创通气。无创禁忌证：无法保护气道者，分泌物多，休克，严重酸中毒 pH < 7.1。

◆ 如出现呼吸肌疲劳，$PaCO_2$ 继续升高，应及早行气管插管机械通气。初始通气参数设置如下：模式 VC，潮气量 6 ~ 10ml/kg，频率 10 ~ 14 次/min，流速 60 ~ 80L/min，流速波形递减波，PEEP 0 ~ 5cmH_2O，呼气时间 4 ~ 5 秒，FiO_2 维持 SaO_2 > 90% 的最低值，分钟通气量 < 10L/min，平台压 < 30cmH_2O。

◆ 如需要过高气道峰压和平台压才能持续正常通气量，可用允许性高碳酸血症通气策略以减少呼吸机相关肺损伤。

◆ 镇静与肌松：机械通气初期宜镇痛镇静（建议芬太尼镇痛，丙泊酚镇静），镇静深度 Ramsay 4 ~ 5 分，以减少呼吸功和人机不协调，必要时加肌松剂。

◆ 尽量选择相对口径大的气管插管，减少气道阻力。

◆ 因易形成痰栓，胸部物理治疗和吸痰非常重要。

◆ 插管后仍可以选择 β2 受体激动剂、抗胆碱药物和激素类雾化改善气道阻力。

◆ 监测：气压伤：平台压 Pplat < 30cmH_2O；气道阻力：用以判定药物疗效和病情好转程度；内源性 PEEP：用以判断潮气量、吸气时间、PEEP 设置是否合适。

4. 中医治疗

4.1 寒型：突然发病、呼吸急促、喉中痰鸣、烦燥不安、夜间尤重、畏寒背冷、喷嚏频频、流涕不止、痰液清稀或带泡沫、小便清长、舌淡苔薄白或白腻、脉弦细或浮滑，重者可见呼吸短促、面色苍白、两唇青紫、大汗淋漓。若伴有恶寒怕风，发热无汗，头疼身痛，脉浮紧者为兼有风寒表证。治法：温肺散寒，祛痰平喘。方药：方拟小青龙汤、射干麻黄汤等。

4.2　热型：发热烦躁，面唇较红，过敏性哮喘发作时声高息粗，喉中痰鸣，喉痛，痰液黏稠而黄，口渴喜冷饮，小便短赤，大便干结，舌红苔黄腻，脉滑数。若伴发热自汗者为兼有风热表证。治法：清肺泻热，化痰定喘。方药：方以清化方、定喘汤加减。

（赵　昕　齐文升）

第五章　急性呼吸窘迫综合征

1. 诊断

1.1　定义

◆ 存在已知的危险因素：脓毒症、误吸、休克、机械通气、酒精或药物滥用、肺炎、严重创伤（胸、头、长骨）、大量输血、干细胞移植、吸烟、胰腺炎、肥胖、溺水。

◆ 一周内新发呼吸困难或呼吸困难加重。

◆ 低氧血症：根据氧合指数（PaO_2/FiO_2）分为：轻度 <300，中度 <200，重度 <100。

◆ 有肺水肿的临床证据：X 线或 CT 显示双肺浸润影，不能完全用胸腔积液、肺不张和结节影解释。

◆ 明确除外心源性肺水肿：不能用心力衰竭和液体负荷过重解释，必要时需要用客观检查（如：超声心动图）来评价。

1.2　鉴别诊断

◆ 心源性肺水肿：超声心动图，BNP；但存在 ARDS 危险因素的患者发生心衰时不能排除并发 ARDS 的可能。

◆ 其他与急性呼吸窘迫综合征有相似表现的疾病：肿瘤，慢性间质性肺部疾病急性加重，原发性急性嗜酸细胞性肺炎，原因不明的机化性肺炎，弥漫性肺泡出血。

2. 治疗

2.1 治疗原发病

◆ 治疗原发病是 ARDS 治疗的基础，应尽快积极查找原发病。积极进行支气管镜、CT 检查判断病情。

◆ 感染是 ARDS 的首位高危因素，而 ARDS 又易并发感染，治疗宜选广谱抗生素。

2.2 氧疗与机械通气

◆ 尽快提高 $PaO_2 \geqslant 55 \sim 60mmHg$ 或 $SaO_2 \geqslant 88\% \sim 90\%$。轻症者可使用面罩吸氧或无创正压通气，无效或病情加重者尽快气管插管机械通气。

◆ 机械通气采用肺保护性通气策略。具体措施见下表。

2.3 支持疗法

◆ 镇静与肌松：镇静深度建议 Ramsay3 ~ 4 分，以减少氧耗和人机不协调。重度 ARDS 建议深度镇静。早期发病48小时内可使用神经肌肉阻滞剂，使用时间不宜超过48小时。

◆ 限制性液体管理（CVP < 4mmHg）：在血压稳定和保证组织灌注的前提下，宜轻度负平衡。

◆ 糖皮质激素：应用存在争议。卡氏肺囊虫性肺炎时推荐使用，药物如胺碘酮引起的 ARDS 应用糖皮质激素可能有效。

2.4 严重低氧血症

◆ 除外休克和肺栓塞所致的低氧血症。

```
┌─────────────────────────────────────────────────────────────────────┐
│                      Step1 肺保护性通气                                │
└─────────────────────────────────────────────────────────────────────┘

┌──────────────┐      ┌───────────────────────────────────────────────┐
│ 确定插管位置  │──────│      肺部听诊，呼末二氧化碳，胸片              │
└──────────────┘      └───────────────────────────────────────────────┘

┌──────────────┐      ┌───────────────────────────────────────────────┐
│              │      │     潮气量为6~8mL/kg(预测体重)                 │
│              │──────│     成年男性≤450mL，成年女性≤350mL            │
│              │      ├───────────────────────────────────────────────┤
│  预防容积伤  │      │       维持平台压力<25~30cmH₂O                  │
│              │──────│  平台压持续高时，潮气量降到4~5mL/kg(预测体重)  │
│              │      │  肥胖、腹压高、胸水、限制性胸廓畸形时           │
│              │      │  可适当调高平台压上限到35cmH₂O                 │
└──────────────┘      └───────────────────────────────────────────────┘

┌──────────────┐      ┌───────────────────────────────────────────────┐
│              │      │      呼吸频率设置20~35次/分钟                  │
│  保证通气量  │──────│ 存在内源性PEEP时可降低呼吸频率和延长呼气时间   │
│              │      │ 允许高碳酸血症和呼吸性酸中毒(pH7.2~7.3)        │
└──────────────┘      └───────────────────────────────────────────────┘

┌──────────────┐      ┌───────────────────────────────────────────────┐
│  防止肺泡塌陷 │      │        设计PEEP≥5cmH₂O                        │
│              │──────│ 在肺复张(如保持气道压40cmH₂O 10~15秒)后设置    │
│  和肺不张    │      │ 肥胖、腹压高、胸水或限制性胸廓畸形可适当调高    │
│              │      │ PEEP(10-15cmH₂O)                              │
└──────────────┘      └───────────────────────────────────────────────┘

┌──────────────┐      ┌───────────────────────────────────────────────┐
│ 滴定吸氧浓度  │──────│  目标SpO₂ 88%~95%，PO₂≈60mmHg                 │
└──────────────┘      └───────────────────────────────────────────────┘


┌─────────────────────────────────────────────────────────────────────┐
│                      Step2 评估人机同步                                │
└─────────────────────────────────────────────────────────────────────┘

┌──────────────────────────────┐      ┌──────────────────────────────┐
│                              │      │             NO               │
│            YES               │      ├──────────────────────────────┤
│                              │      │        继续保护性通气        │
└──────────────────────────────┘      └──────────────────────────────┘


┌─────────────────────────────────────────────────────────────────────┐
│            Step3 评估是否还有ARDS或者有ARDS风险                       │
└─────────────────────────────────────────────────────────────────────┘

┌──────────────────────────────┐      ┌──────────────────────────────┐
│            YES               │      │             NO               │
└──────────────────────────────┘      └──────────────────────────────┘

┌──────────────────────────────┐      ┌──────────────────────────────┐
│   继续肺保护性通气治疗       │      │   考虑其他呼吸机模式          │
│ 考虑应用短效神经肌肉阻滞剂   │      │   可以耐受更高的潮气量        │
│ 高PEEP 10~15cmH₂O            │      │   [>10mL/kg(预测体重)]        │
│ 减少肺泡牵拉和肺不张         │      │                              │
└──────────────────────────────┘      └──────────────────────────────┘
```

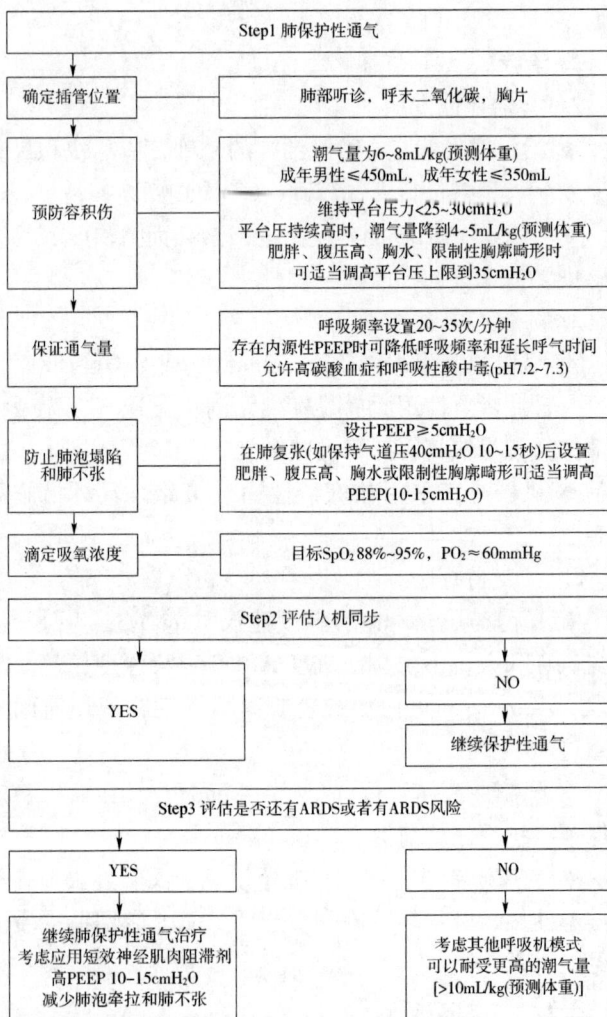

肺保护性通气策略流程

◆ 实施肺复张和高 PEEP（$10\sim15cmH_2O$）。

◆ 应用短效神经肌肉阻滞剂。

◆ 体位：除非有明确禁忌证，机械通气患者均应保持半卧位；顽固低氧血症患者应用俯卧位。

3. 中医治疗

3.1 热毒内陷、肺失宣降证：发热烦躁，甚或神志不清，胸闷胀满，咳嗽喘促，呼吸困难，气急鼻煽，喉间痰鸣，痰多黄稠或白黏难咳出，口唇发绀，面赤口渴，便干尿黄，舌质红，舌苔黄腻，脉象弦滑。方用清化方清热化痰、开窍平喘。

3.2 阴阳两虚、痰瘀蕴毒证：不发热或低热，形体羸弱，精神萎顿，少气懒言，形寒肢冷，面浮肢肿，咳逆喘息少气，咯痰多色白有沫或痰中带血，心慌，唇紫，腹胀大便稀褐，舌淡紫，或有齿痕，苔白腻，脉濡缓或滑数。方用麻黄升麻汤滋阴扶阳、清上温下、透邪解毒。

（赵 昕 齐文升）

第六章 变应性支气管肺曲霉菌病

1. 定义

变应性支气管肺曲菌病（allergic bronchopulmonary aspergillosis，ABPA）是一种对气道内曲霉菌发生超敏反应引起的肺部疾病，绝大部分发生于支气管哮喘及肺囊性纤维化患者。其致病曲霉以烟曲霉最常见，黄曲霉及黑曲霉等亦可见到。ABPA 患者肺内反复急性加重及迁延不愈可导致支气管炎性破坏、黏液栓形成，最终导致支气管扩张、纤维化形成，甚至呼吸功能受损。

2. 诊断标准

目前尚无单一特异性的检测可诊断 ABPA，且无公认的诊断标准。被广为接受的是 2002 年 Greenberger 制定的 5 条必要标准：

- ◆ 哮喘（包括咳嗽变异性哮喘或运动诱发哮喘）。
- ◆ 中心型支气管扩张。
- ◆ 血清总 IgE >417U/ml。
- ◆ 曲菌抗原皮试阳性。
- ◆ 血清抗曲菌特异性 IgE/IgG 升高。

5 条均满足者诊断为伴中心性支气管扩张的 ABPA（ABPA – CB）；无中心性支气管扩张但满足其余 4 项者诊断为血清学阳性的 ABPA（ABPA – S）。

3. 临床表现

ABPA 患者通常可见发热，难以控制的气喘，喘鸣，咯血，胸痛，咳痰，可见棕色或墨绿色胶冻样痰栓。其他症状包括体重减轻、不适和疲劳感。

4. 临床分期

◆ I 期（急性期）：烟曲霉特异 IgE 和 IgG 上升。血清总 IgE 出现高峰后的 12～16 周抗烟曲霉 IgE 也出现高峰。影像可有肺部浸润。使用激素后，症状、胸片和 IgE 有改善。

◆ II 期（缓解期）：急性期使用激素后缓解时间超过 6 个月。该期血清 IgE 正常或轻度升高，胸片浸润能完全缓解。

◆ III 期（加重期）：症状复发、胸片出现新浸润及 IgE 水平上升。

◆ IV 期（激素依赖哮喘期）：患者多有持续咳痰及呼吸困难症状，常有影像学改变。尽管口服糖皮质激素，患者仍有症状，血清 IgE 仍升高；若撤退激素，症状会加重。

◆ V 期（终末期，纤维化期）：患者早期诊断错误，仅像哮喘一样接受类固醇、支气管扩张剂及抗生素的短期治疗，可能发展为支气管扩张、空洞型改变和纤维化，甚至呼吸衰竭，严重者死亡。

5. 常规检查

◆ 曲霉皮试：其速发阳性对 ABPA 诊断特异性较低，但敏感性高。

◆ 血清总 IgE：1000ng/ml 以上时有一定价值，敏感性高。

◆ 胸片及 CT：多有浸润，同时有助于区别患者有无中心型支气管扩张。胸片可有短暂气液平面、肺叶肺段塌陷、空洞及局限性肺气肿等表现。常规 CT 有印戒征、串珠征、支气管壁增厚、支气管完全堵塞、不均匀斑片状阴影及瘢痕形成等特点。高分辨 CT 有小叶中心结节、高密度黏液嵌塞、黏液囊肿、线性阴影及马赛克影等。

◆ 曲霉特异 IgE/IgG：多有升高。

◆ 曲霉特异沉淀抗体：多为阳性，但该抗体也能出现在无 ABPA 的哮喘及其他慢性肺曲霉病中。

◆ 支气管镜：可有棕褐色痰栓，但镜下活检中难以发现真菌成分，即便在真菌过敏性反应情况下，菌丝也很难检测到。因此目前国内外都未把支气管镜检查放入诊断标准中。

◆ 半乳甘露醇聚糖抗原试验（GM 试验）和（1，3）－β－D－葡聚糖试验（G 试验）：检测曲霉感染的经典方法，检测样品既可以是血清也可以是支气管肺泡灌洗液。

◆ 痰培养：尽管少数情况能发现曲霉属阳性，但可协助诊断。

6. 治疗

ABPA 急性期可给予系统性激素及抗真菌治疗以控制急性期炎症，减少曲霉菌抗原对机体持续刺激；缓解期可停用抗真菌治疗，逐步减量激素并过渡为吸入糖皮质激素治疗。

◆ 糖皮质激素：甲强龙 0.5mg/kg·d 持续至少两

周，继以 0.5mg/kg·d，隔日 1 次，共 6~8 周，然后逐步减量，一般为每两周减 5~10mg，直至停药。

◆ 抗真菌类药：伊曲康唑 200mg po bid 持续 16 周，后 200mg po qd 持续 16 周。

伏立康唑 200mg ivgtt bid，若好转改为 200mg po bid。（目前伏立康唑治疗 ABPA 文献报道较少）。

◆ 支气管扩张剂：β_2 受体激动剂或茶碱类。

7. 中医治疗

7.1 热毒外袭，痰热闭肺证：发热烦躁，咳嗽喘促，呼吸困难，气急鼻煽，喉间痰鸣，口唇发绀，面赤口渴，小便黄赤，大便干燥，甚则肢厥，舌红，苔黄，脉弦滑。治宜清热解毒，开肺定喘，方用清化方、千金苇茎汤、升降散。

7.2 痰饮内伏，外邪化热证：发热，胸胁满痛，咳唾引痛，呼吸困难，喘促不能平卧，胸膺满闷，胃脘痞结，纳谷不馨，咽喉有噎塞感，咳唾黏涎不净，兼见面色潮红，口干苦，心烦，舌胖红，苔黄腻，脉弦滑。治宜化痰下气，清热平喘，方用厚朴麻黄汤、葶苈大枣泻肺汤、麻黄升麻汤。

7.3 阳气不足，寒饮上凌证：咳喘，胸闷气短，痰清稀量多，心悸怔忡，畏寒肢冷，神疲乏力，全身或局部水肿，面白纳差，小便短少，渴不欲饮，恶心呕吐，舌淡胖，苔白滑，脉弦滑或沉迟无力。治宜温阳化气，利水平喘，方用苓桂术甘汤、真武汤、茯苓四逆汤。

（刘　畅　齐文升）

第七章　急性间质性肺炎

1. 诊断

1.1　定义：急性间质性肺炎又称为 Hamman – Rich 综合征，主要临床病理特征表现为特发性间质性肺炎导致急进性呼吸衰竭。病因和发病机制尚不明确，临床影像和病理表现均无特征性，早期诊断困难，预后很差。

1.2　鉴别诊断：临床表现无特异性，区别于其他慢性间质性肺炎的重要特征为"既往无基础肺病"和"迅速发展的呼吸衰竭"。

2. 临床表现

2.1　症状：平均发病年龄约 50 岁，多急骤起病。最初表现可有肌痛、头痛、咽痛、咳嗽、发热和呼吸困难等症状，约有一半的患者有发热症状，1~3 周内发展为急性呼吸衰竭。

2.2　体征：呼吸急促、心动过速、双肺湿啰音或哮鸣音。

3. 辅助检查

3.1　X 线：双肺弥漫性、斑片状浸润影，以中上肺野病灶为主；双侧肋膈角清晰。

3.2　CT：双肺磨玻璃样模糊影、实变影、小叶间隔线影、支气管扩张影等。早期渗出期的主要改变为磨玻璃影和实变影，后期纤维化期可出现牵拉性支气管扩张和结构改变。

3.3　纤维支气管镜：支气管肺泡灌洗液检查对排除弥漫性肺泡出血、过敏性肺炎、嗜酸性粒细胞肺炎、某些特殊感染（如耶氏肺孢子菌肺炎）、巨细胞病毒肺炎等有价值。

3.4　开胸肺活检：可在呼吸机支持条件下进行，可明确诊断。

★ 影像学检查结果应重点与 BOOP（闭塞性细支气管炎伴间质性肺炎）急性加重和 UIP（普通型机化性肺炎）的急性加重相鉴别：病史（特别是疾病进展速度）、病变分布特点和部位、是否存在蜂窝样改变及牵拉性支气管扩张等都对上述疾病的鉴别有帮助。

4. 治疗

4.1　呼吸支持：以维持氧合。

◆ 无创通气：可使少部分患者度过严重缺氧期，避免进行气管插管。

◆ 有创通气：绝大多数最终都将接受有创通气。应采取保护性肺通气策略：小潮气量和高水平的呼气末正压水平是主要手段。

4.2　药物治疗：无特效药物治疗。

◆ 糖皮质激素：剂量和疗程并不明确，甲泼尼龙的剂量范围为 2～5mg/kg/d，分次静脉注射。

◆ 也有静脉应用环磷酰胺和长春新碱控制病情进展的报道。

◆ 皮质激素和免疫抑制剂的剂量和疗程应根据患者的病情轻重、肺部病灶的渗出程度、全身状况、发生感染的风险因素等综合判断。

5. 中医治疗

5.1 外寒肺热气逆证：气喘，烦躁，干咳气逆，口干渴，面红烦躁，发热无汗，鼻塞流涕，痰涕黄稠，舌红苔薄白，脉浮数。治宜清热散寒，宣肺定喘，方用清化方、厚朴麻黄汤。

5.2 热毒入血闭肺证：证见胸高气急，气粗息涌，壮热口渴，面紫烦躁，皮肤干燥，瘀点瘀斑，神昏谵语，溲赤便结，舌绛红，苔薄黄干，脉细数。治宜清热解毒凉血，方用清瘟败毒饮、四妙勇安汤、升降散。

5.3 痰热瘀阻闭肺证：证见喘咳气涌，胸部胀痛，痰稠粘色黄，或有血痰，伴胸中烦闷，身热汗出，口渴喜冷饮，面红，尿赤便秘，舌红苔黄腻，脉滑数。治宜清热化痰，宣肺平喘，方用桑白皮汤、千金苇茎汤。

5.4 气虚瘀浊闭肺证：证见喘促短气，气怯声低，胸痛，胸闷如塞，烦闷急躁，痰吐稀白，口唇青紫，皮肤瘀斑，腹胀，舌紫黯，脉沉细而涩，治宜补气活血，宣肺平喘，方用黄芪赤风汤、升陷汤、旋覆花汤。

5.5 阴虚痰凝络阻证：证见喘咳，痰黏如胶难咳，五心烦热，面红烦躁，口咽干燥，消瘦肤干，舌紫暗红，无苔少津，脉细数，治宜滋阴清热，润肺止咳，方用麦门冬汤、清燥救肺汤。

5.6 阳虚血瘀饮伏证：证见喘咳气逆，倚息难以平卧，呼多吸少，气不得续，动则喘甚，咯痰稀白，心悸，面目肢体浮肿，小便量小，怯寒肢冷，面青唇紫，舌胖暗，苔白滑，脉沉细。治宜温阳降逆，祛痰平喘，方用阳和汤、甘草干姜汤、三子养亲汤。

（赵　昕　齐文升）

第八章 肺栓塞与深静脉血栓

1. 定义

◆ 肺栓塞是指各种栓子阻塞肺动脉系统为其发病原因的一组疾病或临床综合征的总称。

◆ 深静脉血栓包括腘静脉、股静脉和髂静脉血栓。

2. 易患因素

既往血栓栓塞病史、恶性肿瘤、下肢骨折（骨盆、股骨、胫骨）、长期卧床、激素替代治疗、高龄、肥胖、服用避孕药等。

3. 临床症状

3.1 深静脉血栓

无特异性，可能出现腓肠肌疼痛、水肿、静脉充盈。

3.2 肺栓塞

症状和体征取决于血栓的大小，小至中等大小的血栓引起的症状包括呼吸困难、胸痛和咳嗽，体征可出现心动过速、发热；大的血栓常引起心血管系统异常，症状包括晕厥、胸痛和呼吸困难，体征包括右心功能不全的表现以及休克。

4. 辅助检查：

◆ 心电图：$S_IQ_{III}T_{III}$，右束支阻滞。

◆ 胸部 X 线：可出现一侧膈肌抬高、肺不张和尖部突向肺门的浸润影。

◆ D - dimmer：小于 0.05mg/L 可排除 PE。

◆ 超声心动：可出现右心功能不全表现，如肺动脉增粗、肺动脉压力升高、右心房扩大及三尖瓣反流，但超声心动正常不能除外 PE。

◆ 下肢静脉超声：用于明确栓子来源，常在腘静脉、股静脉或髂静脉，小腿静脉的血栓可自溶，很少引起 PE。

◆ 肺动脉造影：是诊断 PE 的金标准，若出现充盈缺损和小血管突然截断则结果为阳性，但此项检查有创伤性，临床应用存在困难。

◆ CT 肺动脉造影：对肺段或更大血管的 PE，增强 CT 的诊断敏感性 60% ~ 80%，特异性为 80% ~ 95%，但是难以可靠地检出小血管的栓塞。

◆ 肺核素扫描：与通气缺损不相匹配的多节段或大面积灌注缺损高度提示 PE，但在气管插管或意识障碍的患者肺扫描图像的质量不高，应用价值有限。

◆ 磁共振血管造影（MRA）：虽有很高的敏感性和特异性，但因在扫描过程中无法监护病情不稳定的患者，故应用受到限制。

5. 急性肺栓塞早期死亡风险的危险分层与治疗指导

早期死亡风险	休克或低血压	右心功能不全	心肌损伤	治疗
高危	+	+	+	ICU 溶栓

早期死亡风险	休克或低血压	右心功能不全	心肌损伤	治疗
中危	−	+	+	住院
	−	+	−	
	−	−	−	
低危	−	−	−	院外治疗

6. 治疗

6.1 一般处理

心电监护，绝对卧床，大便通畅，镇静镇痛等。

6.2 支持治疗

面罩吸氧或机械通气，低血压者扩容或血管活性药物。

6.3 溶栓

◆ 症状发作的 48 小时内获益最大，14 日以内仍有效。

◆ 适应证：近端 DVT 和大面积 PE（两个或两个以上肺叶动脉充盈缺损或血流动力学不稳定）。

◆ 目的：PE 溶栓治疗的目的是加速血凝块溶解、降低肺动脉压力、改善右室功能及提高生存率。DVT 溶栓治疗的目的是完全、迅速地去除血栓、保留静脉瓣膜功能、减少静脉炎后并发症。

◆ 禁忌证：绝对禁忌证包括颅内出血或其他部位大出血；相对禁忌证是 10 天内手术或外伤史。

◆ 药物及剂量：尿激酶 75 万 U + 0.9% NS 100ml/静脉滴注（半小时）。

◆ 注意事项：考虑溶栓的患者应尽可能避免有创操作，并选择远端血管。

6.4 抗凝治疗

◆ 低分子量肝素钙 0.4ml 皮下注射 Q12h。如果合并肝素诱导的血小板减少（HIT），可使用阿加曲班抗凝，剂量为 0.5μg/（kg·min）静脉泵入，调整剂量使 APTT 达到基础值的 1.5~2.0 倍（不超过 100 秒）。

◆ 华法林钠片 2.5mg Qd，根据 INR 调整剂量，INR 目标值 2.5，推荐抗凝治疗 3~6 个月。

6.5 手术治疗

下腔静脉滤器：抗凝治疗有绝对禁忌，或抗凝治疗后仍反复发生栓塞。

7. 中医治疗

7.1 肺栓塞

◆ 气滞血瘀证：咳嗽，咯血，胸胁胀满，胸痛，痛如针刺，情绪低落，面色晦暗，舌质紫暗或瘀斑，苔薄或腻，脉涩或弦。方用血府逐瘀汤理气活血化瘀。

◆ 阳虚痰饮上凌证：神志昏厥，咳嗽，咳痰黏稠，咳痰不爽，吸气困难，动则喘甚，胸中胀闷，或喉中痰鸣，或小便短少，或下肢水肿，或四肢厥冷，或面色青紫，舌淡胖，苔白厚滑腻，脉微弱。脉沉或弱。治宜温阳化气，回阳救逆。方用茯苓四逆汤、桂枝甘草龙骨牡蛎汤、真武汤合方。

◆ 痰热瘀闭证：咳嗽，痰黏色黄，咳痰不爽，或痰阻咽喉，或呼吸困难，咯血，焦虑不安，胸痛，胸闷，舌胖暗红或有瘀斑，苔黄腻，脉涩或滑。治用清化方、定喘汤加味，宣肺降气，活血化瘀，清热化痰。

7.2 深静脉血栓

◆ 血瘀湿阻热结脉闭证：下肢肿胀，沉重，疼痛，静脉怒张，皮肤色紫暗，皮温高，或伴有发热，或见小腿皮肤色素沉着，呈棕褐色或青黑色，舌苔黄腻，舌质暗红，或紫暗，或有瘀斑，脉弦涩。方用四妙勇安汤、桃红四物汤、四妙丸加减以活血凉血，利湿解毒。

◆ 脾肾阳虚证：下肢沉重胀痛，晨累晚重，颜面虚浮，身体虚弱，倦怠无力，腰酸畏寒，胃纳减退，不思饮食，口不渴，舌质淡，苔薄白，脉沉弱。方用实脾饮，济生肾气丸，桂枝茯苓丸加减。

（王颖辉　齐文升）

第九章 侵袭性真菌感染

1. 定义

侵袭性真菌感染是指真菌侵犯至人体深部组织器官、血液并在其中生长繁殖引致组织脏器损害、功能障碍和炎症反应的病证。

2. 病原体分类

◆ 真性致病菌：包括组织胞浆菌和球孢子菌，可侵入正常宿主，也可在免疫功能低下患者中致病。

◆ 条件致病菌：多侵犯免疫功能受损的宿主，念珠菌、曲霉、隐球菌和毛霉菌常见。

3. 诊断

需要结合危险（宿主）因素、临床特征、微生物学检查、组织病理学进行分级诊断，分为确诊、临床诊断和拟诊。

3.1 确诊

◆ 深部组织感染：除泌尿系、呼吸道、副鼻窦外正常无菌的封闭体腔/器官中发现真菌感染的微生物学证据。

◆ 真菌血症：血液真菌培养阳性，并排除污染，同时存在符合相关致病菌感染的临床症状与体征。

◆ 导管相关性真菌血症：当深静脉置管导管尖（>5cm）半定量培养菌落计数 >15cfu/ml，或定量培养菌落计数 $>10^2$cfu/ml，且与外周血培养为同一致病菌，并除外其他部位的感染可确诊。

3.2 临床诊断

至少符合 1 项危险（宿主）因素，具有可能感染部位的 1 项或 2 项次要临床特征，并同时具备至少 1 项微生物学检查的阳性结果。

3.3 拟诊

至少符合 1 项危险（宿主）因素，具备 1 项微生物学检查的阳性结果，或者具有可能感染部位的 1 项主要或 2 项次要临床特征。

诊断侵袭性真菌感染的参照标准

危险(宿主)因素	临床特征	微生物学检查
①长期使用机械通气 ②体内留置导管 ③全胃肠外营养 ④长期使用广谱抗生素 ⑤持续粒细胞减少 ⑥长期应用类固醇激素	**主要特征** ①存在相应部位感染的特殊影像学证据 ②早期结节影 ③光晕征 ④新月形空气征 ⑤实变区域内空腔 **次要特征** ①肺部感染 ②鼻和鼻窦感染 ③中枢神经系统感染	①无菌体液隐球菌抗原（+） ②无菌体液镜检发现真菌 ③无尿管时 2 份尿培养（+） ④有尿管时 1 次尿培养（+） ⑤更换尿管前后尿培养（+） ⑥气道分泌物真菌培养（+） ⑦胸腹盆腔引流管/腹膜透析管引流液真菌（+） ⑧脑室引流管真菌（+） ⑨血液 G 试验或 GM 试验连续两次（+）

4. 治疗

◆ 预防治疗：针对免疫功能抑制患者；

◆ 经验性治疗：拟诊患者，在未获得病原学结果前采取经验性治疗；

◆ 抢先治疗：影像学、真菌培养及真菌抗原检测出现阳性结果；

◆ 目标治疗：根据药敏结果采取针对性治疗。

常用抗真菌药物特点

菌种	氟康唑	伏立康唑	棘白菌素
白色念珠菌	S	S	S
热带念珠菌	S	S	S
近平滑念珠菌	S	S	S ~ R
光滑念珠菌	R	R	S
克柔念珠菌	R	S	S
曲霉菌	R	S	S

5. 中医治疗

本病的发生，常由于机体免疫力降低，故中医辨证以虚为主，或虚实夹杂，因此治疗上以补虚为主，兼用解毒。但应注意不宜过投温燥或滞腻之品，亦不可过用苦寒伤胃之剂，以免克伐生生之气。

5.1 气阴两虚证：发热，咳嗽痰少，或痰稀，咳声低弱，气短喘促，神疲乏力，口干少饮，舌质红或淡，脉细弱。以竹叶石膏汤益气养阴清热。

5.2 阴虚火旺证：烘热汗出，面色潮红，干咳少痰，痰中带血，心烦易怒，咽干口燥，心悸，小便短赤，目干涩痛，大便干结，舌质红绛，脉细数。宜用麦门冬汤、知柏地黄丸、青蒿鳖甲汤等养阴清热。

5.3 气虚湿蕴证：低热缠绵，或身热不扬，胸胁脘腹胀闷，恶心欲吐，纳呆腹胀，大便溏泻，头重肢困，头晕嗜睡，或有浮肿，苔白腻，脉弦滑或濡缓。方用不换金正气散，藿朴夏苓汤等健脾化湿和胃。

5.4 痰热壅盛证：发热，咳嗽、痰稠色黄，咳吐不爽，或痰中带血，咳引胸痛，鼻塞流浊涕，咽痛声哑，小便色黄，舌质红，苔薄黄或腻，脉滑数。方用桑白皮汤、清化方清热肃肺，豁痰止咳。

（王颖辉　齐文升）

第十章　免疫缺陷患者的感染

1. 导致免疫缺陷的原因

- 恶性肿瘤。
- 服用免疫抑制药物。
- 长期服用激素。
- 体液免疫缺陷：如多发性骨髓瘤、胸腺瘤。
- 细胞介导的免疫缺陷：如 AIDS、白血病。
- 慢性全身状态：如糖尿病、尿毒症、营养不良、酗酒、高龄。

2. 临床特征

- 起病缓急差异极大。
- 临床表现不典型，与基础疾病重叠，相互掩盖。
- 免疫抑制程度不同，感染的病菌和程度有差异。
- 混合性感染较常见。
- 机会性感染微生物引起的感染不易确诊。
- 病情进展迅速，易全身播散，预后差。

3. 辅助检查

3.1　常规化验：血、尿、便常规，血生化，血DIC，动脉血气分析，肝炎病毒系列，梅毒抗体，HIV抗体，肿瘤标记物，心电图，胸片，超声等有助于明确病情严重程度。

3.2　病原学检查：痰涂片找细菌和真菌、细菌和真菌培养加药敏、抗酸杆菌、肺孢子菌（PCP）检查，咽拭子甲型流感病毒抗原监测，尿涂片找细菌和真菌、中段尿培养加药敏，便涂片找细菌和真菌，血液培养，支原体抗体，军团菌抗体，结核杆菌特异性细胞免疫反应，TORCH 检验，巨细胞病毒抗体，降钙素原，G 试验，GM 试验，体腔积液常规、生化、涂片、细菌和真菌培养加药敏、抗酸杆菌、肿瘤细胞。

3.3　免疫状况：风湿常规，TB 淋巴细胞亚群，ANA 抗体谱，抗中性粒细胞包浆抗体谱。

3.4　胸部 CT：应尽早完成。

3.5　纤维支气管镜：可取得深部病变部位标本。

4. 治疗

4.1　一般处理：心电监护，保护性隔离防止交叉感染。

4.2　支持治疗：面罩吸氧或机械通气，脏器功能监测与保护，营养支持。

4.3　抗感染治疗

● 原则：尽早开始，经验性用药 + 特异性治疗。

● 常见病原体

巨细胞病毒：阿昔洛韦 30mg/kg/d，更昔洛韦 5mg/kg Q12h。

军团菌：阿奇霉素 0.5g Qd。

卡氏肺孢子菌：复方新诺明 6～12 片/日，可联合醋酸卡泊芬净（第一天 70mg，后 50mg/日）。

真菌：见真菌章节。

4.4　重建免疫功能：如免疫球蛋白，胸腺肽，重组人粒细胞刺激因子等。

5. 中医治疗

免疫缺陷患者正气亏虚，脏腑功能衰弱，发生感染后，病原微生物进一步耗伤正气，使得正气严重不足，正不胜邪，变证丛生。中医治疗的策略则为扶正祛邪、攻补兼施，尤其扶正补虚法具有显著的增强免疫力和调节免疫平衡的作用，从而使患者的免疫功能重建、全身功能状况改善，正胜则邪退。

5.1 心脾两虚证：证见面色苍白，心悸失眠，头晕多梦，焦虑不安，疲乏无力，手足不温，腹泻便溏，纳呆食少，舌淡，苔白滑，脉沉弱无力。治宜益气补血，健脾养心，方用人参养荣汤、归脾汤。

5.2 肺肾阴虚证：证见低热，咳嗽痰少，或痰中带血，声音嘶哑，头晕耳鸣，失眠健忘，咽干口燥，腰膝酸软，五心烦热，两颧红赤，形瘦盗汗，精神抑郁，舌红，少苔，脉细数。治宜补肾润肺，滋阴降火，方用百合固金汤、知柏地黄丸。

5.3 肺脾气虚证：证见面色萎黄或㿠白，食少纳呆，神疲乏力，语声低微，大便稀溏，畏风自汗，咳嗽气短，时寒时热，易于感冒，舌淡，苔薄，脉弱。治宜补肺健脾，方用补中益气汤、六君子汤、玉屏风散。

5.4 脾肾阳虚证：证见颜面虚浮，甚或周身浮肿，面色㿠白，倦怠乏力，语声低弱，自汗畏风，手足不温或畏寒肢冷，腰膝小腹冷痛，腹泻肠鸣，舌质淡胖，苔白滑，脉细弱。治宜健脾温肾散寒，方用附子理中汤、金匮肾气丸。

5.5 气阴两虚证：证见咳嗽痰少，咳声低弱，气短喘促，神疲头晕，四肢乏力，心悸心烦，午后潮热，形瘦恶风，自汗盗汗，口干少饮，或有恶心呕吐，手足心热，小便淡黄，大便干燥，舌红绛，苔少干，脉细数无力。治宜益气养阴，方用生脉饮、竹叶石膏汤、麦味地黄汤。

5.6　阴阳两虚证：证见精神恍惚，健忘神疲，头晕耳鸣，腰膝酸软，下肢软弱无力，反应迟缓，手足心热，自汗盗汗，形寒肢冷，小便频数，大便稀溏，舌淡，苔白，脉沉细无力。治宜滋阴温阳，方用补天大造丸、金匮肾气丸。

5.7　兼加病邪：兼风寒：祛风散寒，加麻黄汤、小青龙汤；兼风热：疏风清热，加银翘散、越婢汤；兼秽毒：辟秽解毒，加升降散、新加达原散；兼热毒：清利解毒，加四妙勇安汤、黄连解毒汤；兼血热：清营凉血，加用清营汤、清肝凉血方；兼痰热：清热化痰，加小陷胸汤、千金苇茎汤；兼瘀血：活血化瘀，加桂枝茯苓丸、黄芪赤风汤；兼痰浊：豁痰化浊，加三子养亲汤、涤痰汤；兼腑实：清下通腑，加承气汤类方。

（王颖辉　齐文升）

第十一章 急性左心衰

1. 定义：急性左心衰是指因某种原因短期内使左心收缩力明显下降和/或左心负荷明显增加，导致心排血量急剧下降，体循环压力急剧上升的临床综合征。临床表现为急性肺水肿。

2. 常见病因

心 脏 病 变	非心脏病变
冠心病、急性心梗、心肌炎	急进型高血压
心肌病、高血压心脏病、心脏瓣膜病	高血压危象
心包炎、急性心包填塞、室间隔穿孔	慢性严重贫血
急性乳头肌功能不全、肺源性心脏病	甲状腺功能亢进
各种先天性心脏病及心脏术后	急性坏死性胰腺炎

3. 诱发因素

感染、激烈体力活动、过度情绪激动或紧张、输血输液速度过快、急性大失血或严重贫血、急性冠脉供血不足、严重心律失常、严重电解质紊乱、妊娠或分娩、药物使用不当。

4. 临床表现

◆ 症状：起病急骤，呼吸困难，端坐呼吸，面色灰白，发绀，大汗，喘息不止，烦躁不安。

◆ 体征：心率快，两肺满布湿啰音。

5. 辅助检查

◆ BNP升高：BNP<100pg/ml可排除心衰；既往有心衰患者BNP 100～400pg/ml心衰阳性率约75%，而BNP>400pg/ml心衰阳性率为98%。

◆ 心肌损伤标记物：肌钙蛋白、肌酸激酶及同工酶等升高。

◆ 胸片：肺水肿时表现为蝶形肺门，严重肺水肿时为弥漫满肺的大片阴影。

◆ 超声心动图

6. 治疗

6.1　调整体位：端坐位或45°以上角度半卧位，两腿下垂。

6.2　吸氧：常规氧疗无效，持续低氧患者予无创通气。

6.3　镇静：无明显CO_2潴留者可予吗啡3mg静注。

6.4　利尿：呋塞米或托拉塞米10～20mg静注，必要时可追加。

6.5　血管扩张剂

◆ 5%GS 50ml+硝普钠50mg/微量泵入（0.6ml/h＝10μg/min，渐增至3～15ml/h）；

◆ 乌拉地尔50mg微量泵入（1.2ml/h＝100μg/ml，初始速度2.4～4.8ml/h起，根据血压调整速度，必要时可慢推2～3ml）；

◆ 0.9%NS 16ml+硝酸甘油注射液20mg/微量泵入（0.3～0.6ml/h起始）；硝酸甘油0.5mg舌下含服。

6.6　强心剂

◆ 洋地黄类：西地兰0.2mg静注；2小时后可重

复。24 小时总量不超过 1.2mg。

6.7　其他；无创通气无效时予气管插管有创通气；床旁血滤治疗。

7. 中医治疗

7.1　水饮凌心证：心悸怔忡，咳嗽气喘，不能平卧，口唇发绀，尿少肢肿，舌质紫暗或有瘀点瘀斑，苔白滑，脉滑数或结代。治以活血化瘀，泻肺利水，方用苓桂茜红汤、葶苈大枣泻肺汤。血瘀明显者，予丹参注射液；阳虚者，可选用参附注射液，静脉滴注。

7.2　痰热壅肺证：心悸喘促，不能平卧，发热口渴，咳嗽痰多，尿黄量少，肢体浮肿，舌红苔黄腻，脉滑数。治用清热化痰，降气定喘，方用清化方、星蒌承气汤等。亦可加痰热清注射液静脉滴注。

7.3　阴不敛阳证：心悸不宁，气短喘促，烦躁汗出，头晕目眩，潮热口干，颧红，少寐多梦，面色潮红，舌红少苔，脉细数或虚弦。治以滋阴敛阳，方用黄连阿胶汤、镇肝息风汤加减。或用天麻注射液静脉滴注；神昏者加用清开灵、醒脑静注射液等静脉滴注。

7.4　阳气虚脱证：心悸气喘严重，烦躁不宁，大汗淋漓，四肢逆冷，不能平卧，尿少浮肿，面色苍白或灰暗，舌质紫暗，苔少，脉沉细欲绝。治宜益气固脱，回阳救逆，方用参附汤、四逆汤加味。可加参附注射液静脉滴注。

（王颖辉　齐文升）

第十二章 高血压危象

1. 定义：高血压危象是指原发性和继发性高血压在疾病的发展过程中，在某些诱因作用下发生暂时性的全身细小动脉强烈痉挛，导致血压急骤、过度升高，病情急剧恶化，并引起心、脑、肾及视网膜等主要靶器官功能严重受损的一组严重危及生命的临床综合征。

2. 分类

需立即紧急处理（有靶器官损害）	允许短时间内控制（无靶器官损害）
高血压脑病	急进型高血压无并发症
急进型高血压伴心脑肾眼底损害	先兆子痫
严重高血压伴发脏器功能障碍	围手术期高血压
子痫或妊娠期严重高血压	高血压合并鼻出血
嗜铬细胞瘤危象	停药综合征
急性主动脉夹层	药物诱发高血压
冠状动脉搭桥术后高血压	慢性脊髓损伤伴发作性严重高血压

3. 诊断

◆ 短期内急剧升高的动脉血压，舒张压常高于 120～130mmHg。血压上升速度比绝对值更有意义。

◆ 急性靶器官损害或慢性靶器官损害急性加重。

4. 辅助检查

◆ 常规检查：血尿常规，肝肾功能等。

◆ 头颅 CT：以除外脑血管意外。

◆ 超声：以评价心功能。

◆ CT：怀疑主动脉夹层者。

5. 抢救措施

原则：尽快适当降压，迅速纠正器官功能衰竭。

5.1　一般措施

吸氧，心电监护，绝对卧床。

5.2　药物治疗

◆ 5% GS 50ml + 硝普钠 50mg/微量泵入（0.6ml/h ＝10μg/min，渐增至 3～15ml/h）；

◆ 乌拉地尔 50mg 微量泵入（1.2ml/h＝100μg/ml，初始速度 2.4～4.8ml/h 起，根据血压调整速度，必要时可慢推 2～3ml）；

◆ 0.9% NS 16ml + 硝酸甘油注射液 20mg/微量泵入（0.3～0.6ml/h 起始）；

◆ 高血压脑病，颅压高，恶心呕吐者：甘露醇 125ml 静滴脱水。

6. 注意事项

◆ 老年人降压速度不宜过快；

◆ 急性左心衰者不宜使用高渗脱水剂；

◆ 高血压合并脑血管意外者降压不宜超过实测血压的 1/3；

◆ 高血压合并心脏事件者宜选用硝酸酯类药物。

7. 中医治疗

7.1　风火上炎证：眩晕耳鸣，头痛且胀，每因烦恼或恼怒而头晕、头痛加剧，面时潮红，急躁易怒，面红目赤，少寐多梦，口干口苦，便秘溲赤，舌质红，苔黄，脉弦数。治宜清肝泻火，平肝潜阳，方用凉膈散、麻菊饮加减。

7.2　痰瘀阻窍证：眩晕头痛，头沉，胸闷恶心，心悸善忘，夜寐不安，食少唇紫，舌胖紫暗，或有瘀点、瘀斑，苔厚腻，脉弦滑。治宜祛痰燥湿，活血化瘀，方用桃红涤痰汤；或半夏白术天麻汤、桃红四物汤加减。

7.3　风痰上扰证：头部胀痛，阵发剧痛，头晕目眩，伴恶心，面赤口苦，食少便溏，舌红苔黄腻，脉弦滑。治宜镇肝熄风化痰，方用半夏白术天麻汤加减。

7.4　气虚精亏证：头晕目眩，动则加剧，劳累即发，神疲懒言，精神萎靡，面色晄白，唇甲不华，发色不泽，或心急少寐，多梦健忘，腰膝酸软，五心烦热，或四肢不温，形寒怯冷，饮食减少，偏阴虚者舌质红，苔少，脉弦细数；偏阳虚者舌质淡，苔白，脉细弱。治法：补气养精，方用补中益气汤或杞菊地黄丸加减。

兼有瘀血者，可用丹参注射液、丹红注射液、舒血宁注射液、疏血通注射液静脉滴注。气阴两虚者可加参麦注射液、生脉注射液静脉滴注。痰浊壅盛，闭窍神昏者，可静点醒脑静注射液。

（王颖辉　齐文升）

第十三章 急性冠状动脉综合征

1. 定义：急性冠状动脉综合征是一组以冠状动脉硬化斑块破裂，继发完全或不完全闭塞性血栓形成为病理基础的急性心肌缺血的临床综合征，包括急性心肌梗死（AMI）及不稳定型心绞痛（UA）。

2. 分型

◆ ST 段抬高心肌梗死（STEMI）

◆ 非 ST 段抬高心肌梗死（NSTEMI）

◆ 不稳定性心绞痛（UA）

◆ 急性心源性猝死

3. 诊断流程

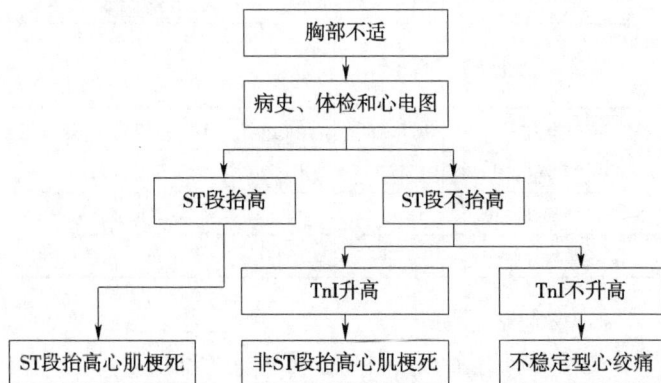

4. 辅助检查

4.1 心电图

应迅速描记 18 导联心电图（常规 12 导联加 V7 - V9，V3R - V5R）。急性心肌梗死的典型心电图改变，表现为定位的导联出现坏死性 Q 波，损伤型 S - T 段抬高和缺血型 T 波倒置。

急性心肌梗死定位诊断方法

部位	导联	病变血管
前壁	V3 - V5	前降支
前间壁	V1 - V3	前降支
前侧壁	V5 - V7、I、AVL	
广泛前壁	V1 - V5、I、AVL	左冠脉主干
下壁	II、III、AVF	
高侧壁	I、AVL	
后壁	V7 - V9	
右室	V3R - V5R	

4.2 心肌酶学检查

检测时间	肌钙蛋白	肌红蛋白	CK - MB	AST/LDH
开始升高时间	3 ~6h	1 ~2h	4 ~6h	12 ~24h
达峰时间	18 ~24h	4 ~8h	18 ~24h	3 ~4d
持续时间	7 ~14d	0.5 ~1d	3 ~4d	7 ~14d

4.3 超声心动

提示心肌缺血的证据有运动下降（室壁运动减少）、无运动（室壁不运动）或运动异常（室壁反常运动），以及心肌梗死的各种机械并发症，如室间隔缺损、心室游离壁破裂、乳头肌功能异常等，但其局限在于不能鉴别陈旧和新发 MI。

4.4 有创检查

冠状动脉造影可了解心脏和冠状动脉解剖结构并发现室壁运动异常。通过该项检查还可决定治疗方案，如采取经皮冠状动脉介入治疗，冠状动脉搭桥，或仅需药物控制。

5. 治疗

5.1 吸氧，严重的心衰和心源性休克的患者可能需要气管插管和机械通气治疗。

5.2 抗血小板治疗

◆ 阿司匹林 300mg、氯吡格雷 300mg 嚼服。

5.3 硝酸酯类药物

◆ 硝酸甘油：0.3~0.6mg 舌下含服；0.9% NS 16ml + 硝酸甘油注射液 20mg/静脉滴注（0.3ml/h 起始）。

◆ 硝酸异山梨醇酯（消心痛）：5mg 舌下含服；0.9% NS20ml + 单硝酸异山梨醇酯注射液（欣康）10mg/静脉滴注（3ml/h 起）。

5.4 镇静与镇痛

◆ 罂粟碱 30mg 肌内注射或吗啡 3mg 静脉滴注。

5.5 常规用药

◆ β-受体阻滞剂：酒石酸美托洛尔起始量 6.25mg Bid，根据患者心率状况使用。

◆ 血管紧张素转换酶抑制剂（ACEI）：卡托普利 12.5mg Bid；福辛普利 10mg Qd。

◆ 钙离子拮抗剂：当 β-受体阻滞剂禁忌或无效时，可用地尔硫䓬 30mg Tid。

5.6　抗凝

◆ 低分子量肝素钙 0.4ml 皮下注射 Q12h。溶栓后普通肝素抗凝方案见后。

5.7　再灌注治疗：包括溶栓、PCI 与冠状动脉搭桥。

◆ 溶栓治疗

仅限 ST 段抬高心肌梗死。以下患者溶栓无益：无新发 ST 段抬高、高度房室传导阻滞、MI 伴心力衰竭、MI 伴心源性休克。

①尿激酶 150 万单位 + 0.9% NS 100ml/静脉滴注（30 分钟）。滴完 12 小时后，肝素 7500U 皮下注射，Q12h，持续 3~5 天。

②重组组织型纤溶酶原激活剂 rt-PA：用 rt-PA 前先给 5000U 肝素静脉滴注。a. 国际习用加速治疗法：15mg 静推，0.75mg/kg（不超过 50mg），30 分钟内静脉滴注，后 0.5mg/kg（不超过 35mg），60 分钟内静脉滴注。总量 ≤100mg。b. 国内试用小剂量法：8mg 静推，42mg 于 90 分钟内静脉滴注。总量为 50mg。滴完后应用肝素每小时 800~1000U 静脉滴注 48 小时。监测 APTT 维持在 60~80 秒，后肝素 7500U 皮下注射，Q12h，持续 3~5 天。

AMI 溶栓治疗指标

	适应证
1	胸痛符合 AMI 特点，持续时间 >30 分钟
2	心电图至少有 2 个相邻导联或多个导联 S-T 段抬高 >0.2mv
3	距症状发作时间 ≤12 小时
4	年龄 <65 岁

	绝对禁忌证
1	心肺复苏术后
2	血压≥200/120mmHg
3	可疑主动脉夹层
4	近期有活动性出血，特别是脑出血病史者
5	2周内有大手术或外伤史
6	妊娠者
7	房颤同时伴有心腔血栓者
8	有严重肝肾功能不全

	相对禁忌证
1	有活动性消化性溃疡
2	糖尿病伴严重视网膜病变
3	血小板计数 $< 10 \times 10^9/L$

抬高的 ST 段回落和胸痛症状缓解是溶栓有效的标志。溶栓后 60～90 分钟仍有持续性胸痛、ST 段抬高的患者应急诊冠状动脉造影。

◆ PCI 和支架

PCI 的适应证包括 ST 段抬高或 Q 波心肌梗死有溶栓禁忌，溶栓失败后补救治疗和 MI 合并心源性休克者。

◆ 冠状动脉搭桥（CABG）

适合药物治疗失败、无法进行 PCI、PCI 失败、持续缺血或血流动力学不稳定、心源性休克或并发症需外科处理（如 MI 造成严重的二尖瓣狭窄或室间隔缺损）者。

治疗流程图：

```
        ┌─────────────────────┐
        │    急性冠脉综合征      │
        └─────────────────────┘
                  │
                  ▼
    ┌─────────────────────────────┐
    │ 即刻平卧吸氧、硝酸酯类药物含服  │
    └─────────────────────────────┘
              │           │
              ▼           ▼
    ┌──────────────┐  ┌──────────────┐
    │  急性心肌梗死  │  │ 不稳定型心绞痛 │
    └──────────────┘  └──────────────┘
          │               │
          ▼               ▼
┌──────────────────┐  ┌──────────┐
│建立静脉通路、镇静镇痛│  │  常规用药  │
└──────────────────┘  └──────────┘
          │
          ▼
    ┌──────────────┐
    │  抗血小板治疗  │
    └──────────────┘
          │
          ▼
┌───────────────────────────────────┐
│静脉滴注硝酸酯类药物(休克可使用血管活性药物)│
└───────────────────────────────────┘
          │
          ▼
    ┌──────────┐
    │  抗凝治疗  │
    └──────────┘
          │
          ▼
┌──────────────────────────┐
│监测生命体征、心电图及心肌酶改变│
└──────────────────────────┘
          │
          ▼
┌──────────────────────────┐
│  无禁忌者溶性治疗、紧急PTCA  │
└──────────────────────────┘
```

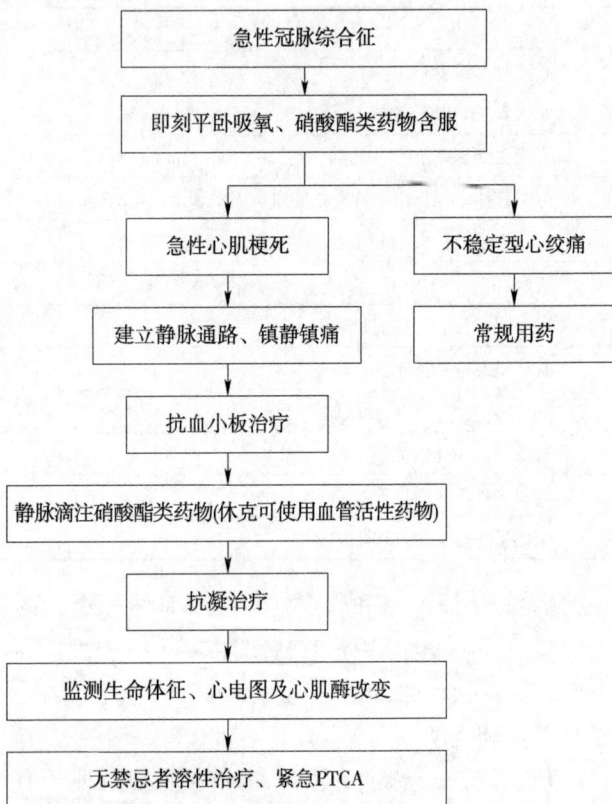

6. 心肌梗死的并发症

6.1 反复缺血和梗死

再梗死的患者容易发生心源性休克、致死性心律失常甚至心跳骤停。可考虑重复溶栓或 PCI，药物和 PCI 均失败可考虑行急诊 CABG。

6.2 机械性并发症

◆ 二尖瓣反流：多发生于 MI 后 3～5 天，临床表现包括肺水肿、低血压、心源性休克和新发的心尖部收缩期杂音。治疗包括降低后负荷和正性肌力药物，如无效需手术修复。

◆ 室间隔破裂或缺损：多发生于前壁心肌梗死后 3～5 天。临床表现包括全收缩期杂音和心源性休克。治疗包括降低后负荷和正性肌力药物，如无效需手术修复。

◆ 心室游离壁破裂：临床表现为再发胸痛、急性心力衰竭和循环衰竭。因病死率高，需迅速急诊手术修补。

◆ 室壁瘤：可引起心力衰竭、恶性心律失常和体循环栓塞。可考虑手术修补。

以上并发症超声心动可确诊。

◆ 心包炎：临床表现包括胸膜性胸痛、体位相关性不适、心包摩擦音、ECG 上广泛的 J 点抬高、ST 段弓背向下抬高和心包积液。

6.3 心律失常：包括心室纤颤（VF）、室性心动过速（VT）、心房纤颤（AF）、心动过缓和房室传导阻滞，具体处理详见心律失常篇。

7. 中医治疗

7.1 热结血瘀证：胸痛，性质为灼痛或闷痛。胸闷躁烦，怔忡不宁，面赤身热，口干口渴，失眠多梦，小便黄赤，大便干结。舌暗红，或可见瘀斑或舌下脉络紫胀，苔黄，脉涩数。治宜清热散结，活血化瘀，方用加味栀子大黄汤。

7.2　痰瘀内结证：闷痛痞满，痛固定，面晦唇青，爪甲发青，发枯肤糙。口黏乏味，纳呆脘胀。怔忡不宁，痰多体胖。舌体胖，舌质暗红、紫暗或见紫斑或舌下脉络紫胀，苔腻或黄或白滑，脉滑数，或涩、结代。治宜化痰宣痹，活血通脉，方用桃红温胆汤。

7.3　气虚血瘀证：隐痛阵作，气短乏力，面色少华，神疲自汗，纳差脘胀，便溏。苔薄白，质淡，脉沉细或代促。治宜补气活血，方用补阳还五汤。

（王颖辉　齐文升）

第十四章　心律失常

1. 分类

1.1　不稳定性心律失常

常指心律失常合并血流动力学不稳定（低血压、心肌缺血、充血性心力衰竭等）或脑灌注不足（晕厥、意识状态改变）。

1.2　稳定性心律失常

指不伴有血流动力学改变、不影响脏器灌注的心律失常。

2. 成人缓慢性心律失常

2.1　定义

指窦性缓慢性心律失常、房室交界性心率、心室自主心律、传导阻滞（包括窦房传导阻滞、心房内传导阻滞、房室传导阻滞）等以心率减慢为特征的心律失常。心率一般＜50 次/分。当心动过缓时可引起相关临床症状。

2.2　症状和体征

胸部不适或疼痛，气短，意识水平降低，虚弱，疲劳，头昏，黑矇，低血压，癫痫样发作，先兆晕厥或晕厥等。心电监护显示心动过缓，伴或不伴相关的逸搏以及频繁的室早或室性心动过速，当伴有血流动力学不稳定时需紧急处理。

2.3　心电图

窦性心动过缓、P–R间歇延长、窦性停搏、一度房室传导阻滞、二度房室传导阻滞［包括Ⅰ型（文氏）和Ⅱ型（莫氏）］、三度房室传导阻滞、室内传导阻滞等。

2.4 常见原因

心脏原发疾病：病态窦房结综合征，可表现为窦性心动过缓、窦房阻滞、窦性静止、心动过缓–心动过速、变时性功能不全；心脏传导阻滞，如一度房室传导阻滞、二度房室传导阻滞、三度房室传导阻滞、双分支或三分支阻滞。

除心脏原发疾病外，严重感染、使用抗心律失常药物、中毒以及疾病终末状态均可导致心动过缓。

2.5 处理流程

◆ 关键问题：是心动过缓导致了患者症状，还是其他疾病导致了心动过缓？

◆ 决策点：血流灌注是否充足？

治疗流程图（见 P169）。

2.6 药物治疗

◆ 阿托品：首剂推注 0.5mg，每 3 ~ 5 分钟重复推注 1 次。最大剂量不超过 3mg。

◆ 多巴胺：每分钟 2 ~ 10μg/kg 静脉泵入。

◆ 肾上腺素：每分钟 2 ~ 10μg 静脉泵入。

◆ 异丙肾上腺素：每分钟 0.5 ~ 2μg 静脉泵入。

2.7 经静脉心脏起搏治疗

◆ 适应证：窦房结功能障碍，心房内、房室结及心室内各种传导障碍，迷走神经兴奋导致的心动过缓不能满足基本生理需要。

```
┌──────────────┐  有脉搏   ┌────────────────────────────────────┐
│  成人心动过缓 │─────────→│ 评估与临床情况的相关性                │
└──────────────┘          │ 缓慢型心律失常患者的心率通常<50次/分  │
       │                  └────────────────────────────────────┘
       │ 无脉搏                          │
       ↓                                ↓
┌──────────────┐          ┌────────────────────────────────────┐
│     CPR      │          │ 查找并治疗潜在病因                    │
└──────────────┘          │ ·维持患者气道通畅,如有必要辅助通气     │
                          │ ·吸氧                                │
                          │ ·心电监护识别心律                    │
                          │ ·建立静脉通道                        │
                          │ ·12导联心电图检测                    │
                          │ ·请勿延迟治疗                        │
                          └────────────────────────────────────┘
                                          │
                                          ↓
┌──────────────┐  稳定    ┌────────────────────────────────────┐
│  监测和观察  │←─────────│ 持续的缓慢型心律失常会导致            │
└──────────────┘          │ ·低血压                              │
                          │ ·急性意识状态改变                    │
                          │ ·休克征象                            │
                          │ ·缺血性胸部不适                      │
                          │ ·急性心力衰竭                        │
                          └────────────────────────────────────┘
                                          │ 不稳定
                                          ↓
┌──────────────┐          ┌────────────────────────────────────┐
│考虑永久起搏器 │←─────────│ 阿托品                               │
└──────────────┘          │ 如果无效考虑多巴胺、肾上腺素、异丙肾    │
                          │ 上腺素或经皮腔内起搏                  │
                          └────────────────────────────────────┘
```

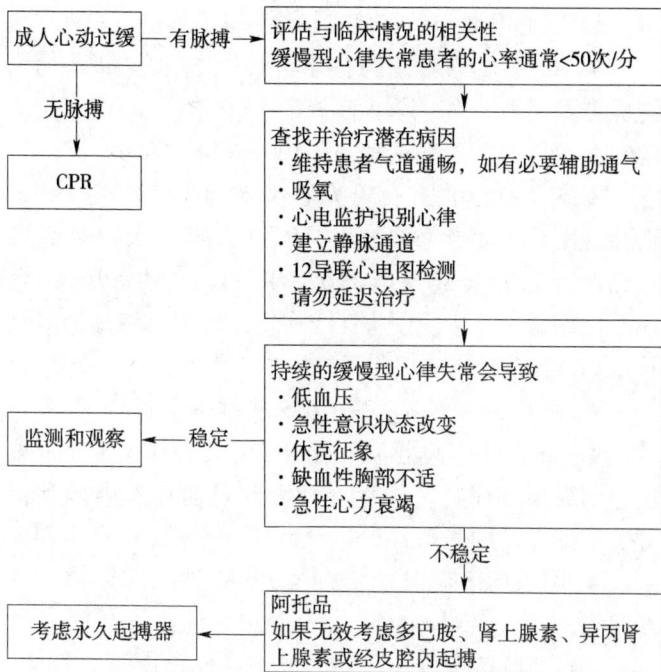

2.8 评估:确保临床症状的改善,而非准确的心率。通常在心率提高到 60~70 次/分时,症状会改善。

3. 成人快速性心律失常

3.1 识别:>120 次/min。心电图呈窦性或其他快速心律,如房颤(Af)、房扑(AF)、室上速(SVT)、室速(VT)及宽 QRS 快速心律等。

3.2 症状和体征:伴有低血压,急性意识状态改变,休克征象,缺血性胸部不适,急性心力衰竭等表现。

3.3 心电图：呈窦性或其他快速心律。

◆ Af：心电图表现为各导联无 P 波，代之以小而快速完全不规则 f 波，频率为 350～600 次/min，P-R 间隔完全不规则，心室率大多为 100～160 次/min。

◆ SVT：心电图表现为心率在 160～220 次/min，心律规则，房性者 P 波变形，P-R 间期 >0.11 秒，房室结性者无 P 波或逆形 P 波，P-R 间期 <0.12 秒，QRS 波正常。无法区别房性或房室结性时，统称为室上性心动过速。

◆ 宽 QRS 快速心律：QRS 波群 ≥0.12s，心率 >120 次/min。有时不能立即区分是哪类心律失常。常见的原因为预激综合征、室上性心动过速伴室内差异传导、室性心动过速等。

◆ VT：QRS 波群宽大畸形 >0.12 秒，频率在 100～220 次/min，房室分离、心室夺获或心室融合波。

3.4 常见原因

心脏原发基础疾病、疼痛、容量不足、电解质失衡（特别是钾、镁）、药物（抗心律失常药物、血管活性药物等）均可导致心动过速。

3.5 处理流程

◆ 关键问题：血流动力学是否稳定？

◆ 决策点：是否有宽 QRS 波形？≥0.12 秒

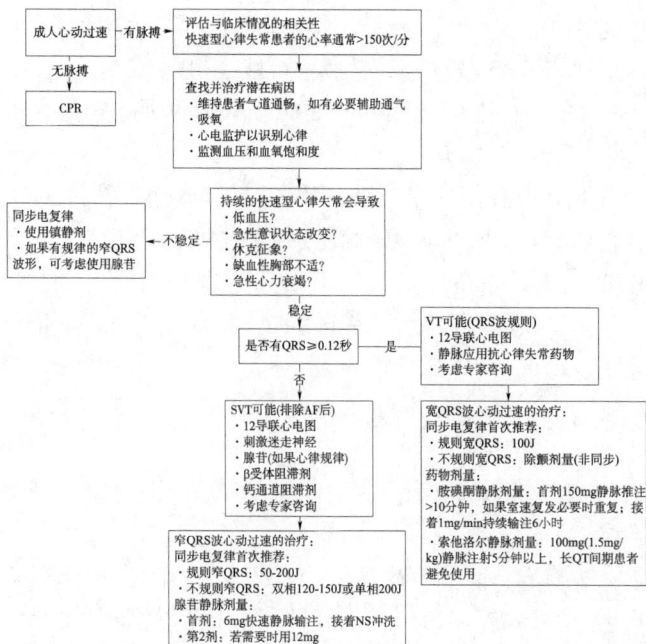

成人心动过速 ─有脉搏→ 评估与临床情况的相关性
快速型心律失常患者的心率通常>150次/分

↓无脉搏

CPR

↓

查找并治疗潜在病因
· 维持患者气道通畅，如有必要辅助通气
· 吸氧
· 心电监护以识别心律
· 监测血压和血氧饱和度

↓

持续的快速型心律失常会导致
· 低血压?
· 急性意识状态改变?
· 休克征象?
· 缺血性胸部不适?
· 急性心力衰竭?

同步电复律 ←不稳定─
· 使用镇静剂
· 如果有规律的窄QRS波形，可考虑使用腺苷

↓稳定

是否有QRS≥0.12秒 ─是→ VT可能(QRS波规则)
· 12导联心电图
· 静脉应用抗心律失常药物
· 考虑专家咨询

↓否

SVT可能(排除AF后)
· 12导联心电图
· 刺激迷走神经
· 腺苷(如果心率规律)
· β受体阻滞剂
· 钙通道阻滞剂
· 考虑专家咨询

宽QRS波心动过速的治疗:
同步电复律首次推荐:
· 规则宽QRS: 100J
· 不规则宽QRS: 除颤剂量(非同步)
药物剂量:
· 胺碘酮静脉剂量: 首剂150mg静脉推注>10分钟，如果室速复发必要时重复; 接着1mg/min持续输注6小时
· 索他洛尔静脉剂量: 100mg(1.5mg/kg)静脉注射5分钟以上，长QT间期患者避免使用

窄QRS波心动过速的治疗:
同步电复律首次推荐:
· 规则窄QRS: 50-200J
· 不规则窄QRS: 双相120-150J或单相200J
腺苷静脉剂量:
· 首剂: 6mg快速静脉输注，接着NS冲洗
· 第2剂: 若需要时用12mg

3.6 注意事项

◆ 判断是否有呼吸运动增加（呼吸急促、三凹征、反常腹式呼吸）和缺氧体征，必要时吸氧；监测血压和心率，建立静脉通道；查找并治疗可逆性病因，如镇痛、补充循环容量、纠正电解质失衡、停用诱发心律失常药物等。

◆ 判断血流动力学是否稳定：血流动力学不稳定者立即进行电复律。

◆ 判断是否有宽QRS波形：窄QRS波形心动过速：窦性心动过速，房颤，心房扑动，AV折返SVT，AV结折返 SVT；宽 QRS 心动过速：单形性 VT，多形性 VT。不规则窄 QRS 波形心动过速很可能是房颤。

3.7 血流动力学稳定的窄 QRS 心动过速的药物治疗

♦ β 受体阻滞剂：艾司洛尔：0.5mg/kg 静脉注射，然后 0.05mg/kg/min 静脉滴注，无效可逐渐增加，最大剂量 0.3mg/kg/min。

♦ 钙通道阻滞剂：首选维拉帕米：2.5～5mg 静脉推注，每 15～30 分钟可重复 5～10mg，总量 20mg。地尔硫草：0.25mg/kg，可重复给 0.35mg/kg，5～15mg/h 维持。

3.8 血流动力学稳定的宽 QRS 心动过速的药物治疗

胺碘酮：静脉负荷量 3～5mg/kg，稀释后 10 分钟内静注。如果需要，15～30 分钟后或以后需要时可重复 1.5～3mg/kg。静脉维持量应在负荷量之后立即开始，开始剂量 1.0～1.5mg/min。后根据病情减量。静脉维持不超过 5 天。

注意：对于预激房颤患者，应避免使用 AV 结阻断剂，包括腺苷、CCB、地高辛和 β 受体阻滞剂，可加重心室反应；胺碘酮适用于 SVT 或 VT，心电图难于鉴别时可优先使用，但不适于 QT 间期延长的恶性心律失常。

3.9 尖端扭转性 VT：除电复律外，需去除诱因，如药物（奎尼丁、索他络尔及胺碘酮等）、电解质紊乱（低钾、低镁）。发作时：异丙肾上腺素 1～5μg/min；25% 的硫酸镁 10ml 静脉推注，25% 的硫酸镁 20ml 入

5% GS500ml 静脉泵入。

3.10 心脏复律技术简介和基本操作

◆ 适应证：同步电击推荐用于不稳定型 SVT、不稳定型房颤、不稳定型房扑、有脉搏的不稳定型规则单行性心动过速；非同步电击推荐用于室颤和无脉室速。

◆ 同步电击首次推荐能量

①规则窄 QRS：双相 50～100J

②不规则窄 QRS：双相 120～150J 或单相 200J

③规则宽 QRS：双相 100J

④不规则宽 QRS：非同步除颤剂量（双相 200J 或单相 360J）。

◆ 注意事项

同步或非同步电击一旦引起室颤，立即除颤。

注意除颤器是单相波还是双相波，以确定能量的选择。

除颤器充电后务必清场。

除颤后检查心电监护波形。

◆ 基本步骤

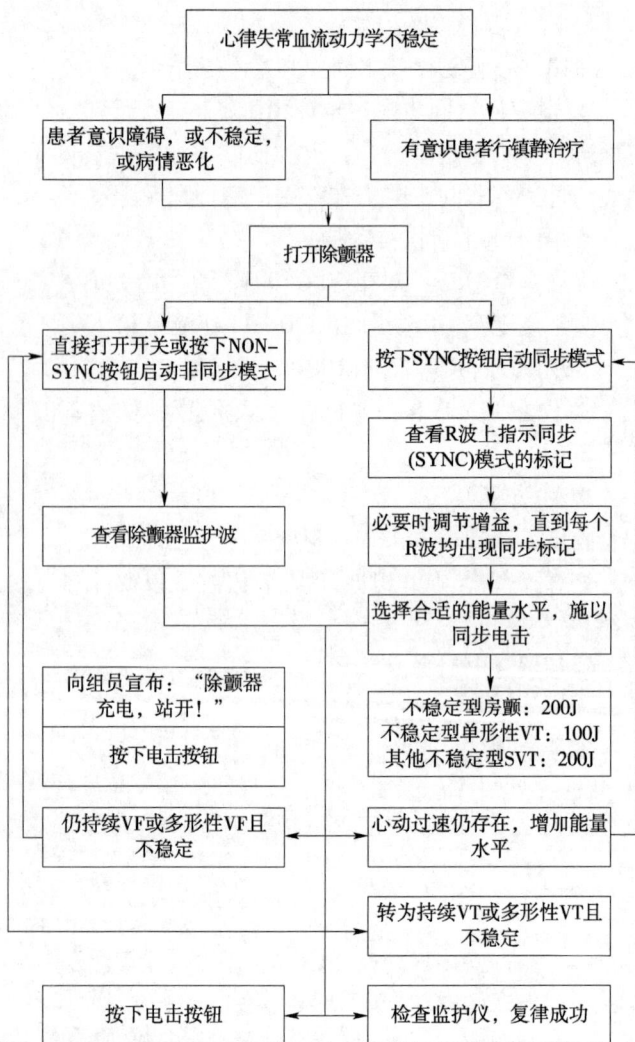

```
                    ┌─────────────────────────┐
                    │   心律失常血流动力学不稳定   │
                    └─────────────────────────┘
                                │
              ┌─────────────────┴─────────────────┐
              │                                   │
    ┌───────────────────┐              ┌───────────────────┐
    │  患者意识障碍，或不稳定，  │              │   有意识患者行镇静治疗   │
    │     或病情恶化      │              │                   │
    └───────────────────┘              └───────────────────┘
              │                                   │
              └─────────────────┬─────────────────┘
                        ┌──────────────┐
                        │   打开除颤器   │
                        └──────────────┘
                                │
              ┌─────────────────┴─────────────────┐
              │                                   │
    ┌───────────────────┐              ┌───────────────────┐
    │  直接打开开关或按下NON-  │              │  按下SYNC按钮启动同步模式  │
    │  SYNC按钮启动非同步模式  │              │                   │
    └───────────────────┘              └───────────────────┘
              │                                   │
              │                        ┌───────────────────┐
              │                        │   查看R波上指示同步   │
              │                        │   (SYNC)模式的标记   │
              │                        └───────────────────┘
              │                                   │
    ┌───────────────────┐              ┌───────────────────┐
    │   查看除颤器监护波    │              │  必要时调节增益，直到每个  │
    │                   │              │   R波均出现同步标记   │
    └───────────────────┘              └───────────────────┘
              │                                   │
              │                        ┌───────────────────┐
              │                        │  选择合适的能量水平，施以  │
              │                        │     同步电击      │
              │                        └───────────────────┘
              │                                   │
    ┌───────────────────┐              ┌───────────────────┐
    │  向组员宣布："除颤器   │              │   不稳定型房颤：200J   │
    │    充电，站开！"    │              │  不稳定型单形性VT：100J  │
    │                   │              │  其他不稳定型SVT：200J  │
    │     按下电击按钮     │              │                   │
    └───────────────────┘              └───────────────────┘
              │                                   │
    ┌───────────────────┐              ┌───────────────────┐
    │  仍持续VF或多形性VF且  │              │   心动过速仍存在，增加能量  │
    │      不稳定       │              │      水平       │
    └───────────────────┘              └───────────────────┘
              │                                   │
              │                        ┌───────────────────┐
              │                        │  转为持续VT或多形性VT且  │
              │                        │      不稳定       │
              │                        └───────────────────┘
              │                                   │
    ┌───────────────────┐              ┌───────────────────┐
    │     按下电击按钮     │◄─────────────│   检查监护仪，复律成功   │
    └───────────────────┘              └───────────────────┘
```

4. 中医治疗

4.1　心阳不振：证见心悸头晕，神疲乏力，肢冷形寒，心胸憋闷，烦躁不安，小便不利，气短自汗出，舌淡红，苔薄白，脉迟弱。可用苓桂术甘汤、真武汤。

4.2　心血亏虚：证见心悸不安，面色不华，头晕目眩，气短神倦，少寐唇淡。舌质淡红，苔薄白，脉细弱。可用归脾汤、炙甘草汤。

4.3　心阴不足：证见心悸怔忡，心烦少寐，口舌生疮，五心烦热。舌红少津，脉细数。可用朱砂安神丸、天王补心丹。

4.4　痰热蒙蔽：证见心悸，善惊易恐，坐卧不安，多梦易醒，饮食少思，恶闻声响。舌淡红，苔薄白，脉小弦或数。可用十味温胆汤。

4.5　瘀血内阻：证见心悸怔忡，心痛时作，胸闷不舒，短气喘息。舌紫暗，有瘀斑，脉涩或结代。可用血府逐瘀汤、丹参饮。

（远　庚　叶锡鲁）

第十五章　脑血管急症

1. 急性缺血性卒中

1.1　病因：心脏和动脉血栓、颅内和颅外动脉粥样硬化、心内膜炎、反常性栓子、动脉夹层、血管炎及遗传性和获得性高凝状态。

1.2　疾病分类及临床表现

部位	腔隙性卒中	大动脉阻塞性卒中			
		大脑中动脉阻塞	大脑前动脉阻塞	边缘区及分水岭阻塞	后循环阻塞累及脑干、小脑、丘脑枕叶及颞叶中部
临床表现	可没有临床表现或单纯运动性轻瘫、单纯感觉丧失或手关节运动失调、共济失调、轻瘫	对侧面部和上肢无力、偏盲、眼和头偏向病侧。优势半球卒中时失语，非优势半球卒中一侧肢体无知觉。	下肢无力，双侧前动脉受累可出现意识丧失	上肢/下肢近端无力而肢体末端的肌力保留	双侧肢体无力或感觉障碍、感觉或/和运动损伤、共济失调、恶心、呕吐、视野异常或意识障碍

1.3 监测

◆ 常规生命体征

◆ 血常规、肝肾功能、出凝血指标、心电图，头颅 CT、头颅 MRI。

1.4 治疗

◆ 脱水：甘露醇、甘油果糖。

◆ 溶栓：起病时间 <3 小时，头颅 CT 除外出血或已经确诊卒中，所有明显异常未能缓解，临床缺血性卒中患者可使用静脉组织型纤溶酶原激活剂溶栓治疗。剂量为 0.9mg/kg，60 分钟内静脉滴注，其中 10% 作为负荷剂量 1 分钟内静脉推注。经组织型纤溶酶原激活剂后，24 小时内不应用阿司匹林、肝素或华法令。

急性卒中患者使用组织型纤溶酶原激活剂溶栓入选和排除标准

入选标准
• 明显的神经系统损害，预计将导致长期残疾
• 急性缺血性卒中症状起病和持续时间明确，应用组织型纤溶酶原激活剂前不足 3 小时
绝对排除标准
• CT 扫描结果显示出血或非常明显显影的急性卒中
• 中枢神经系统病变，且静脉使用组织型纤溶酶原激活剂后出血的可能性极高（如脑肿瘤、脓肿、血管畸形、动脉瘤、挫伤）
• 确诊的心内膜炎
相对禁忌证
• 轻度或迅速恢复的损害
• 过去 10 天内进行心肺复苏和胸部按压
• 3 个月内卒中病史

- 颅内出血病史，或症状提示蛛网膜下腔出血
- 过去 14 天内大手术
- 过去 10 天内小手术，包括肝脏和肾脏活检、胸腔穿刺术、腰穿
- 过去 14 天内在无法压迫部位进行过动脉穿刺
- 妊娠（至产后 10 天）或哺乳女性
- 过去 21 天内胃肠道、尿道或呼吸道出血
- 已知出血倾向（包括肾和肝功能不全）
- 其他疾病因素导致预计生存时间 < 1 年
- 腹膜透析或血液透析
- APTT > 40 秒，PLT < 100000
- INR > 1.7（PT > 15），无论是否长期口服抗凝药物
- 药物控制收缩机 > 180mmHg，舒张压 > 110mmHg
- 发生卒中时出现癫痫
- 血糖大于 22mmol/L 或 < 2.7mmol/L

◆ 抗凝、抗血小板聚集：对于无溶栓指征患者，早期抗凝，低分子量肝素钠 0.4ml 皮下注射 q12h。不能抗凝者，阿司匹林 100mg 联合氯吡格雷 75mg po qd。

◆ 改善脑循环：0.9% 生理盐水 250ml + 长春西丁 30mg 静脉滴注 qd；0.9% 生理盐水 250ml + 马来酸桂哌齐特 320mg 静脉滴注 qd，0.9% 生理盐水 20ml + 前列地尔 2ml iv qd。

◆ 神经保护剂：0.9% 生理盐水 + 依达拉奉 30mg 静脉滴注 bid，0.9% 生理盐水 100ml + 单唾液酸四己酸神经节甘脂 100mg 静脉滴注 qd。

2. 原发性脑出血

2.1　病因：长期高血压、脑动脉瘤、创伤、血管畸形、血管淀粉样变、凝血功能异常、肿瘤、应用拟交感药物、感染性血栓和血管炎等。

2.2　疾病分类及临床表现

出血部位	幕上出血	中线幕下出血
临床症状	与出血部位有关，发生再出血、血管源性脑水肿或脑积水时，症状加重，觉醒水平降低。大量出血时，小脑幕切迹疝而死亡	仅出现站立、行走以及有时坐位的平衡失调表现。外侧小脑半球损伤位于病变同侧，可出现共济失调，快速改变运动方向不准确、眼球震颤及构音障碍等

2.3　监测

◆ 生命体征

◆ 血常规、肝肾功能、出凝血指标、心电图，头颅 CT

◆ 出血量评估：（$A \times B \times C/2$）方法评估出血量（cm^3）。A 为单一层面上出血的最大直径，B 为同一层面与 A 垂直方向的出血直径，C 为表现出血的轴向 CT 层面数与层厚度的乘积（cm）。首次 CT 检查脑实质出血量大于 $60cm^3$，GCS≤8 分患者 30 天死亡率为 90%。出血量小于 $30cm^3$，GCS≥9 分患者死亡率为 20%。

2.4　治疗

◆ 控制血压：收缩压控制在 180mmHg 以内对预防再出血至关重要。乌拉尔地泵入，根据血压调节剂量。

◆ 纠正凝血功能障碍：PT 延长可以静脉应用 10mg 维生素 K，活化部分凝血酶原时间延长可以输注新鲜血浆。

◆ 降低颅内压：甘露醇 125ml 静脉滴注 q4 - 6 - 8 - 12h。

◆ 神经保护剂：单唾液酸四己酸神经节甘脂 100mg 静脉滴注 qd。

◆ 维持水液电解质平衡。

3. 脑静脉血栓（CVT）形成

3.1 定义及病因：发生在矢状窦、横窦或直窦部的血栓称为脑静脉窦血栓。病因：感染、肿瘤、创伤、低血容量、凝血功能异常、全身炎症性疾病、口服避孕药、妊娠和产后。

3.2 临床表现：包括颅内压（ICP）升高的表现如头痛、恶心和呕吐，长时间平卧后更为明显。发生血管源性水肿或静脉梗死时可出现局灶性神经系统体征或癫痫。加重者可发展至昏迷。

3.3 诊断：增强头颅 CT 检查，30% 的患者可以表现为上矢状窦和窦汇充盈缺损，60% 的患者可以出现实质异常提示静脉回流受阻，其他异常包括 ICP 升高导致脑室缩小，或静脉高压导致大脑镰和小脑幕的信号增强。

3.4 治疗：持续静脉注射肝素并调整剂量，将活化部分凝血酶原时间维持在 60~80 秒，直至病情稳定或改善。采取措施降低颅内压及预防癫痫。

4. 蛛网膜下腔出血

4.1　病因：创伤和非创伤性两类，其中非创伤性蛛网膜下腔出血常由脑动脉瘤破裂引起。

4.2　临床表现：剧烈头痛、恶性、呕吐、感觉异常以及局灶性神经损害。

4.3　诊断：CT 检查是蛛网膜下腔出血的最佳手段。

4.4　治疗：严格控制血压 < 120mmHg。持续尼莫地平 0.5～1mg/h 泵入，根据血压调节剂量，连续应用21 天。

5. 中医治疗

5.1　肝阳暴亢、痰火上扰：证见突然昏倒，神识不清，半身不遂，口眼㖞斜，口噤不开，两手握固，喉中痰鸣，面部潮红，躁动不安，二便闭塞，鼻鼾息粗，卒然发病。舌红苔黄，脉弦滑数。可用卒中方（广安门医院急诊科经验方）、安宫牛黄丸。

5.2　痰湿蒙闭：证见卒暴僵倒，半身不遂，口眼㖞斜，嗜睡或昏睡，两手握固，喉间痰声漉漉，牙关紧闭，静卧不烦，四肢不温，面晦滞暗，平素多体质肥胖，四肢沉重，胸闷，头晕目眩。舌胖强硬或歪斜，苔白滑或白腻，脉弦滑或沉缓。可用通关散吹入鼻中、苏合香丸、涤痰汤、半夏白术天麻汤。

5.3　肝肾阴虚：证见心烦易怒，头晕欲倒，步履不正，腰膝酸软，口眼㖞斜、语言蹇涩、面目红赤，失眠多梦。舌红少苔，舌强或正斜，脉弦细数。可用三甲复脉汤、镇肝熄风汤。

5.4　痰热腑实：证见大便秘结，躁扰不宁，头晕，偏身麻木，言语謇涩，腹满腹胀。舌红强硬，苔黄或黄腻，脉滑数。可用大承气汤加味、调胃承气汤合羚角勾藤汤、滚痰丸。

5.5　气虚血瘀，筋脉失养：证见半身不遂，形羸自汗，偏身枯瘦，肌肤不仁，或手足肿胀，筋脉拘急，上下肢强制屈伸则疼痛，或有半身刺肌肤甲错。舌淡白，或晦暗有瘀斑，脉弦细或涩或结。可用黄芪桂枝五物汤、补阳还五汤。

5.6　阳气暴脱：证见突然昏仆，不省人事，目合口张，鼻鼾息微，手撒肢冷，汗多，二便自遗，肢体软瘫。舌痿，脉细弱或微欲绝。可用参附汤合生脉散。

（远　庚　叶锡鲁）

第十六章　急性肾损伤

1. 定义及分级

1.1　急性肾损伤：是在既往肾功能正常或慢性肾脏疾患稳定的基础上出现的肾小球滤过率急性下降。其诊断标准为出现以下情况的任意一种：48 小时内 SCr 升高 ≥ 26.5μmol/L，或已知或认定在过去 7 天内 SCr 升高≥基线值的 1.5 倍；或连续 6 小时内尿量 <0.5ml/kg/h。

1.2　分级

分级	肌酐	尿量
1	基线值 1.5～1.9 倍或升高 ≥ 26.5umol/L	6～12 小时内 <0.5ml/kg/h
2	基线值 2～2.9 倍	超过 12 小时 <0.5ml/kg/h
3	基线值 3 倍、升高≥353.6μmol/L、启动肾脏替代治疗、在低于 18 岁患者中肾小球滤过率降至 35ml/min/1.73m²	超过 24 小时 < 0.3ml/kg/h 或超过 12 小时无尿

2. 病因

2.1　肾前性

◆ 血管内容量不足：胃肠道液体丢失：呕吐、腹泻、肠外瘘。肾性液体丢失：利尿剂、渗透性利尿、肾耗盐。皮肤丢失：高体温、烧伤。出血。"第 3 间隙"体液丢失：胰腺炎、严重低蛋白血症、毛细血管渗漏综合征。

◆ 有效动脉血容量减少：充血性心力衰竭、肝硬化、肾病综合征、脓毒症、麻醉。

◆ 肾内血流动力学改变：肾入球小动脉血管收缩：前列腺素抑制（非甾休抗炎药、环氧化酶-2抑制剂）、高钙血症、肝肾综合征、环孢菌素；肾出球小动脉血管舒张：血管紧张素转化酶抑制剂、血管紧张素受体阻断。

◆ 腹腔间隔室综合征

2.2 肾后性

◆ 上尿道梗阻：肾内原因：结石、乳头坏死、凝血块；肾外原因：腹膜后纤维化、主动脉瘤、腹膜后或盆腔恶性肿瘤。

◆ 下尿道梗阻：尿道狭窄、良性前列腺肥大、前列腺癌、膀胱移行细胞癌、膀胱结石、凝血块、真菌球、神经源性膀胱、异位的尿道导管。

2.3 肾性

◆ 急性肾小管坏死：缺血性：低血压、低血容量性休克、脓毒症、呼吸心跳骤停、体外循环；肾毒性：①药物诱导性：氨基糖苷、造影剂、两性霉素、顺铂、对乙酰氨基酚；②色素性肾病：立克次体病、结核；③全身性疾病：系统性红斑狼疮、结节病、干燥综合征、小管间质性肾炎和葡萄膜炎综合征；④恶性肿瘤：间质组织的恶性浸润、多发性骨髓瘤；⑤特发性。

◆ 急性肾小球肾炎：链球菌感染后肾小球肾炎、感染后肾小球肾炎、心内膜炎相关性肾小球肾炎、血管内溶血、横纹肌溶解。

◆ 急性间质性肾炎：药物诱导：青霉素、头孢菌素、磺胺、利福平、苯妥英钠、速尿、非甾体抗炎药；感染相关：细菌感染、病毒感染、全身性血管炎、溶血性尿毒症综合征/血栓性血小板减少性紫癜、急进性肾小球肾炎。

◆ 急性血管综合征：肾动脉血栓栓塞、肾动脉夹层、肾静脉血栓形成、动脉粥样硬化栓塞性疾病。

3. 预防与治疗

3.1 预防

◆ 扩容；低血容量是急性肾损伤的主要危险因素，扩容治疗以维持适当的肾脏灌注是预防肾衰竭的关键因素。

◆ 高危患者停用肾毒性药物及高渗性造影剂。

3.2 治疗

持续肾脏替代治疗：常用模式持续血液滤过（CVVH）、持续血液滤过透析（CVVHD）。

◆ 肾脏替代指征：

①高钾血症：血钾 >6～6.5mmol/L；

②代谢性酸中毒：HCO_3^- <15mmol/L；

③容量负荷过多：导致高血压、左心衰、肺水肿等，药物治疗无效；

④进行性加重的氮质血症：尤其出现相关症状（如脑病、心包炎、出血等）。

4. 中医治疗

4.1 脾肾阳虚 浊邪泛逆：证见面色无华或神疲倦

息，形寒怯冷，腰酸膝软，四肢困重无力，胸闷，腹胀纳呆，泛恶呕吐，尿少或尿闭，便多溏，浮肿常以腰以下为甚。舌质淡体胖嫩，舌苔白腻或白滑，脉沉细。可用理中汤、真武汤、肾气丸、温脾汤、苓桂术甘汤。

4.2　气阴两虚：证见面色少华，气短乏力，腰膝酸软，头晕耳鸣，气促心烦，呕恶时作，皮肤干燥，口干鼻燥，大便或结或溏，日尿少夜尿多。舌质淡红，边有齿痕，脉沉细数。可用生脉散、参芪麦味地黄汤。

4.3　真阳不足　气化无力：证见小便滴沥不爽，排出无力，面色㿠白，神气怯弱，腰以下冷，腿膝乏力。舌质淡苔白，脉微细。可用消水圣愈汤。

4.4　瘀阻水道：证见小便不利，小腹胀满疼痛。舌有瘀点，舌质浅蓝色或紫色，脉涩。可用桂枝茯苓丸、桃核承气汤。

4.5　肺热壅盛：证见小便涓滴不出，或点滴不爽，咽干烦渴欲饮，呼吸短促，或有咳嗽。舌苔薄黄，脉数。可用麻黄连翘赤小豆汤。

（远　庚　叶锡鲁）

第十七章　急性肝衰竭

1. 定义及病因

1.1　定义：急性起病，2 周内出现Ⅱ度及以上肝性脑病并有以下表现者：

◆ 极度乏力，有明显厌食、腹胀、恶心、呕吐等严重消化道症状。

◆ 短期内黄疸进行性加深。

◆ 出血倾向明显，血浆凝血酶原活动度（PTA）≤40% 或国际标准化比值（INR）≥1.5，且排除其他原因。

◆ 肝脏进行性缩小。

1.2　肝性脑病临床分期

Ⅰ期	行为改变，睡眠障碍，书写困难，吐词不清
Ⅱ期	困倦，定向力减退，休息减少，腱反射亢进，肌张力增加，阵挛
Ⅲ期	嗜睡但能够唤醒，明显神志不清，言语混乱，反射亢进，瞳孔缩小
Ⅳ期	昏迷，瞳孔扩大，低反射或无反射，对疼痛刺激无反应

1.3　病因：病毒性肝炎（主要乙型肝炎），药物及肝毒性物质（如乙醇、化学制剂等），妊娠，遗传代谢性障碍疾病（半乳糖血症、果糖失耐受，肝豆核变性），自身免疫性肝炎，肿瘤。

2. 治疗

2.1 一般支持治疗

◆ 卧床休息，减少体力消耗，减轻肝脏负担。

◆ 监测：PTA（凝血酶原活动度）/INR、血氨、生化、血气分析、乳酸，内毒素，嗜肝病毒标志物，自身免疫肝病相关抗体检测，腹部B超、胸片、心电图。

◆ 推荐肠内营养，热量35～40kcal/kg/d，高碳水化合物低脂适量蛋白饮食。肝性脑病需限制肠道内蛋白摄入。进食不足者可予部分静脉营养。

◆ 纠正低蛋白血症，补充白蛋白或血浆，酌情补充凝血因子。

◆ 纠正电解质紊乱及酸碱平衡。

2.2 病因治疗

◆ 病毒性肝炎：HBV患者可用核苷类药物（拉米夫定、恩替卡韦、替比夫定、阿德福韦酯等）降低DNA水平。确定或疑似疱疹病毒或水痘－带状疱疹病毒引起者可应用阿替洛韦5～10mg/kg，每8小时静滴。

◆ 药物性肝损伤：停用所有可疑药物，追溯过去6个月服用的处方药、中草药、非处方药及膳食补充剂。尽可能确定非处方药的成分。N－乙酰半胱氨酸对对乙酰氨基酚过量引起急性肝衰竭有益。

◆ 确诊或疑似毒蕈中毒的急性肝衰竭者可考虑应用青霉素G和水蓟素。

◆ 妊娠急性脂肪肝/HELLP综合征所致急性肝衰竭，建议终止妊娠，如终止妊娠后病情进展可应用人工肝和肝移植治疗。

2.3 其他治疗

◆ 肾上腺皮质激素：自身免疫性肝炎适用。

◆ 微生态调节治疗：乳果糖可减少肠道细菌易位，降低内毒素血症及肝性脑病发生。

2.4 防治并发症

◆ 脑水肿：颅内压高者，甘露醇 0.5～1g/kg；呋塞米可与渗透性脱水剂交替使用；低温疗法可防止脑水肿，降低颅内压。

◆ 肝性脑病：去除诱因，如严重感染、出血及电解质紊乱；限制蛋白饮食；乳果糖口服或高位灌肠；精氨酸降血氨；支链氨基酸纠正氨基酸失衡；对Ⅲ度以上肝性脑病建议气管插管；抽搐患者可短期应用苯二氮䓬类镇静药物；人工肝支持治疗。

◆ 预防低钠血症及顽固性腹水。

◆ 急性肾损伤及肝肾综合征：维持有效循环血量；顽固性低血容量性低血压可使用去甲肾上腺素加白蛋白输注；保持平均动脉压 ≥75mmHg；限制液体入量，不超过 24 小时尿量加 500～700ml；人工肝支持治疗。

◆ 出血：PPI 制剂（泮托拉唑钠 80mg bid）；门脉高压出血，生长抑素 6mg 泵入 24 小时，也可以垂体后叶素联合硝酸酯；凝血障碍予新鲜冰冻血浆、凝血酶原复合物及纤维蛋白原等补充凝血因子，血小板减少者可输注血小板；弥散性血管内凝血患者可予小剂量低分子肝素，纤溶亢进者可应用氨甲环酸或止血芳酸抗纤溶药；维生素 K10mg im Qd。

3. 中医治疗

3.1　暴疸热毒炽盛：证见寒热骤至，高热持续不退，身目发黄，其色逐渐加深，心悸、烦躁，甚则神昏、谵妄，腹胀、纳呆、呕吐，大便干结或溏滞不爽，或四末不温，或伴有吐血、衄血、发斑。舌红绛或紫暗，苔白或黄，脉数、滑、疾。可用甘露消毒丹、茵陈蒿汤、大柴胡汤。

3.2　暴疸湿重于热：证见黄疸色暗黄，乏力纳呆，脘痞，食入作眩，或已食如饥，饥而不欲食，心中懊侬，胸闷，胁痛，心烦不安，渴或不欲饮，尿黄而赤，大便干结或溏软，身目发黄，或胁下积聚。舌暗红或体胖，苔白或黄或腻，脉滑弦数。可用栀子柏皮汤加味。

3.3　阴黄寒湿阻遏：证见身目俱黄，黄色晦暗，脘闷腹胀，食欲减退，大便溏薄，神疲畏寒。苔白腻，质淡体胖，脉沉细而迟。可用茵陈术附汤、茵陈五苓散。

3.4　阴黄肝郁血瘀：证见身目发黄而晦暗，面色黧黑，胁下有症块胀痛，皮肤可见赤纹丝缕。舌质紫或有瘀斑，脉弦涩或细涩。可用鳖甲煎丸。

（远　庚　叶锡鲁）

第十八章 重症胰腺炎

1. 定义

1.1 急性胰腺炎：符合以下 3 条中的 2 条：急性发作的持续性上腹部剧烈疼痛，常向背部放射，常伴有腹胀及恶心、呕吐。体征轻者仅表现为轻压痛，重症可出现腹膜刺激征、腹水，偶可见腰肋部皮下瘀斑（Grey–Turner 征）和脐周皮下瘀斑（Gullen 征）；血清淀粉酶和（或）脂肪酶活性增高≥正常值上限 3 倍；影像学提示胰腺有形态改变。

1.2 中、重度急性胰腺炎诊断

◆ 重症急性胰腺炎（SAP）：在诊断急性胰腺炎的基础上，持续 48 小时的器官衰竭（改良 Marshall 评分≥2 分）。

改良 Marshall 评分					
项目	0	1	2	3	4
呼吸（PaO_2/FiO_2）	>400	301~400	201~300	101~200	<101
循环/收缩压（mmHg）	>90	<90（补液可纠正）	<90（补液不可纠正）	<90，PH<7.3	<90，PH<7.2
肾脏（肌酐）μmol/L	<134	134~169	170~310	311~439	>439

氧 2L/min（25%），4L/min（30%），6~8L/min（40%），9~10L/min（50%）

◆ 中度急性胰腺炎（MSAP）：急性胰腺炎且满足下列情况之一：Ranson 评分≥3 分（详见第二章）；A-PACHE Ⅱ 评分≥8 分（详见第二章）；BISAP 评分≥3 分，MCTSI 评分≥4 分；可有一过性（≤48 小时的器官功能障碍，恢复期出现要干预的假性囊肿，胰瘘或胰周脓肿等）。

BISAP（bedside index for severity in AP）		
参数	0 分	1 分
血尿素氮（mg/dl）	≤25	>25
意识障碍（GCS 评分）	15	<15
SIRS	无	有
年龄	≤60	>60
胸腔积液	无	有

MCTSI（modified CT severe index）	
项目	评分
胰腺炎反应分级	
正常胰腺	0
胰腺和（或）胰周炎性改变	2
单发或多发积液区或胰周脂肪坏死	4
胰腺坏死分级	
无胰腺坏死	0
坏死范围≤30%	2
坏死范围>30%	4
胰腺外并发症	
胸腔积液、腹水、血管或胃肠道	2

2 病因 常见：胆石症、酒精、高脂血症（高三酰甘油血症）；少见：经内镜下逆行胰腺管造影术、药物（速尿、激素等）、腹部外伤、手术、休克、高钙血症、自身免疫性疾病、病毒感染、肿瘤（＞40岁）。病因不能明确者称为特发性。

3. 监测

3.1 生命体征：体温、血压、呼吸、脉搏。

3.2 血流动力学：中心静脉压。

3.3 血常规、肝肾功、淀粉酶、脂肪酶、血气分析、胸片。

3.4 腹腔压：腹围、膀胱压。

3.5 适时复查 CT：评估胰腺进展及局部并发症（急性胰周液体积聚、急性坏色物积聚、胰腺假性囊肿、包裹性坏色、胰腺脓肿）。

4. 治疗

4.1 液体复苏：早期积极快速液体复苏，每6小时评估复苏效果（复查血流动力学及组织灌注指标），及时调整液体复苏策略。

4.2 抑酸抑酶：质子泵抑制剂抑制胃酸、生长抑素抑制胰酶分泌。

4.3 器官功能支持：急性呼吸窘迫综合征/呼吸衰竭时考虑机械通气（有创/无创）；急性肾功能衰竭时应用持续肾脏替代治疗。腹腔间室综合征应及时减低腹内压，必要时请外科处理。

4.4 对症治疗：胃肠减压、中药灌肠、中药贴敷、中药胃管鼻饲。

4.5　预防感染：常规使用抗生素（抗菌谱为革兰阴性菌和厌氧菌为主、脂溶性强、有效通过血胰屏障等三大原则）：三/四代头孢、喹诺酮类、碳青霉烯类、奥硝唑。

4.6　营养支持：血流动力学稳定后可开始早期肠外营养，逐步过渡至胃肠营养，建议尽早留置空肠营养管。监测血脂水平变化。

4.7　预防下肢深静脉血栓：低分子肝素钠。

4.8　维持水、电解质平衡。

4.9　局部并发症处理：多数急性胰周液体积聚和坏死物积聚可在数周内自行消失，无须干预，仅在合并感染时才有穿刺引流的指征。无菌的假性囊肿和包裹性坏死大多数也可以自行吸收，少数直径 >6cm 且有压迫征象，或出现感染症状时予以微创引流。胰周脓肿首选穿刺引流，效果差时考虑手术。

5. 中医治疗

5.1　寒邪内阻：证见腹痛急暴，得温痛减，口淡不渴，甚或汗冷肢厥，小便清利，大便溏薄；或胁下偏痛，大便秘结。舌淡苔白，脉沉弦有力。可用温脾汤、大建中汤、暖肝煎。

5.2　热结腑实：证见上腹胀痛，恶心、呕吐，腹满拒按，矢气频转，或下利清水，或便结不通。舌质红，苔黄燥，脉沉实可用小承气汤、大承气汤、大柴胡汤、桃核承气汤、增液承气汤。

5.3　肝胃气滞：证见腹痛而胀，攻窜不定，情绪急躁，痛引少腹，时有胸胁胀满。舌正苔白，脉弦可用四逆散、柴胡舒肝散。

5.4　瘀血内结：证见腹痛如刺，部位不移，按之痛甚，或有积块可征。舌质青紫，或有瘀斑，脉细涩而沉。可用大黄蛰虫丸、膈下逐瘀汤。

5.5　饮食停聚：证见脘腹胀满疼痛，得食益甚，便后痛减，伴嗳腐吞酸，厌食呕吐，大便不通。舌正苔垢腻，脉滑实有力。可用保和丸、枳实导滞丸。

（远　庚　叶锡鲁）

第十九章　急性消化道出血

1. 定义

◆ 消化道出血根据出血部位分为上消化道出血和下消化道出血。

◆ 多以呕血、呕咖啡色液体、黑便、血便为主诉，少数患者出血急剧，表现为休克。

◆ 短时间内失血量超过 1000ml 或循环血容量的 20%，称之为急性消化道大出血，表现为头晕、冷汗、无力、晕厥和意识障碍等表现。

◆ 危险因素包括肝病、酗酒、尿毒症、憩室炎、消化道溃疡以及服用多种药物包括非甾体抗炎药（NSAIDs）、抗血小板药以及抗凝药。

2. 病因

上消化道出血来源	下消化道出血来源
◆ 静脉曲张出血 　食管、胃、十二指肠 ◆ 食管黏膜撕裂 ◆ 消化性溃疡 　胃、十二指肠 ◆ 胃炎及黏膜糜烂 ◆ 恶性肿瘤 ◆ 动脉小肠瘘 　动脉瘤破裂或溃疡 　主动脉成形术后	◆ 憩室 　小肠、结肠 ◆ 炎症性肠病 ◆ 肠系膜缺血包括缺血性结肠炎 ◆ 感染性结肠炎 ◆ 恶性肿瘤 ◆ 血管发育不良 　结肠、小肠 ◆ 痔疮

上消化道出血来源	下消化道出血来源
◆ 憩室（十二指肠） ◆ 血管发育不良（十二指肠） ◆ 胆道出血 ◆ 胰腺出血	

3. 出血的定位

3.1　胃部灌洗：经鼻胃管进行胃灌洗，如果灌洗液清亮且有胆汁颜色，则出血部位排除胃、十二指肠以及胆道胰腺。

3.2　内镜：行食管胃十二指肠内镜检查，一旦发现确切出血部位，可立即进行内镜下治疗；下消化道出血患者经结肠镜检查可明确诊断。

4. 出血量判断：5～10ml 大便潜血（＋）；60～100ml 黑便；250～300ml 呕血；＜400ml 可代偿、无症状；700～800ml 全身乏力、眩晕、口渴、畏寒、血压下降；＞1500ml 出血性休克、烦躁不安、意识不清、面色苍白、四肢湿冷、口渴冷汗、血压下降、脉搏＞120 次/分。

5. 治疗

5.1　急救措施

◆ 侧卧位、防止误吸。

◆ 液体复苏：建立静脉通路，补液首选晶体液。输血指征：收缩压＜90mmHg、HGB＜70g/L、Hct＜25%、心率＞120 次/min。

◆ 可适当应用血管活血药。

◆ 禁食、留置胃管、导尿；肝硬化食管－胃底静脉曲张导致的出血可放置三腔二囊管。

◆ 循环稳定后可行床旁胃镜检查，必要时内镜下止血治疗。

5.2 药物治疗

◆ 0.9% NS（冰盐水）＋去甲肾上腺素灌胃冲洗（100ml∶8mg 比例配制），每次 50ml，保留 30 分钟后，抽胃液，如此反复冲洗。

◆ 质子泵抑制剂：大量出血者，推荐大剂量质子泵抑制剂治疗，如奥美拉唑 40mg 静脉滴注后，以 8mg/h 泵入持续 72 小时；常规治疗 40mg 静脉滴注 Q12h。

◆ H_2 受体拮抗剂：0.9% 生理盐水 20ml ＋法莫替丁注射液 20mg 静脉滴注 q12h。

◆ 生长抑素：0.9% 生理盐水 24ml ＋注射用生长抑素 6mg 静脉滴注（1ml/h）。

◆ 止血：维生素 K_1 10mg 静脉滴注 bid；白眉蛇毒血凝酶 1 ku 静脉滴注 q12h、q8h、q6h；0.9% 生理盐水 250ml ＋止血敏 1.0 ＋止血环酸 500mg 静脉滴注 qd（bid）。

◆ 若为门脉高压导致的出血可联用垂体后叶素，0.9% 生理盐水 25ml ＋垂体后叶素 30U（5ml）静脉滴注（2ml/h）。

◆ 下消化道出血，首选是内镜下止血治疗，或外科手术探查出血。

6. 中医治疗

6.1 九生散灌服。

◆ 药物组成：三七粉、白芨等。

◆ 使用方法

①出血急性期，每次 20g，80ml 相应溶媒溶解，胃管注入（或口服），1 小时后重复使用 1 次，然后每 2 小时 1 次，直至出血停止。除前两次以外，以后每次注入之前用注射器回抽，观察出血情况及胃管通畅情况，注入以后不接负压吸引。

②病情稳定，无明显出血后，改为 4 小时 1 次，每次 20g，共 2 次。以后每 8 小时 1 次，继续使用 24 小时。若观察到回抽液血色加深，应按急性期处理。

③溶媒及配置方法

溶媒	制备方法	适用证
独参汤	红参 60g + 水，武火煮开后，随煎随取，供第 1、2 次使用，其后文火煎 2 小时，煎取约 500ml 液体，常温保存	气不摄血，气随血脱证。面色苍白，精神萎靡，四肢凉，舌淡，脉细弱
生大黄水	生大黄 50g + 水，武火煮开后，煎取 500ml 液体，常温保存	热迫出血证，面红，出血鲜红，酒后吐血，舌红少津，脉数
白开水	白开水 500ml 溶药，冷却后使用，常温保存	难以辨别虚实，或暂时不能获取上述两药时急用

6.2 中药口服

◆ 胃中积热：证见脘腹胀满，甚则作痛，吐血鲜红或暗紫，或杂有食物残渣，便秘或大便色黑。舌红苔黄腻，脉滑数。可用泻心汤加味、十灰散。

◆ 气虚不摄：证见吐血缠绵不止，神疲乏力，心悸气短，面色苍白。舌淡苔白，脉细弱。可用黄芪建中汤加味、归脾汤。

◆ 阴虚火旺·证见胃痛隐隐，吐血量多，色红，面色潮红，盗汗，口渴引饮，烦躁不安，头晕心悸，耳鸣少寐，大便黑，便干。舌红少苔，脉细数。可用玉女煎、大补阴丸。

◆ 气虚血亏：证见吐血，便血或鼻衄、齿衄，皮肤紫斑，面色㿠白，头晕心悸，夜寐不宁，神疲乏力。舌质淡，脉细无力。可用十全大补汤。

（马石征　刘　畅　叶锡鲁）

第二十章　急性胃肠损伤

1. 定义：急性胃肠损伤是重症患者因急性疾病本身导致的以胃肠道黏膜损害以及运动和屏障功能障碍为主要特点的一种胃肠道急性病理改变。

2. 分级

2.1　Ⅰ级（存在胃肠道功能障碍或衰竭的危险因素）

有明确病因，暂时性和自限性的胃肠道功能部分受损。常见症状为腹部术后早期恶心、呕吐；休克早期肠鸣音消失，肠动力减弱。

2.2　Ⅱ级（胃肠功能障碍）

胃肠道不具备完整的消化和吸收功能，无法满足机体对营养物质和水的需求。常见症状为胃轻瘫伴大量胃潴留或反流，下消化道麻痹，腹泻，腹腔内高压（IAH）Ⅰ级（腹腔内压 12 ~ 15mmHg），胃内容物或粪便中可见出血，存在喂养不耐受（肠内营养 72 小时未达到 20kcal/kg BW/day 目标）。

2.3　Ⅲ级（胃肠功能衰竭）

给予干预处理后，胃肠功能仍不能恢复，整体状况没有改善。临床上表现为治疗后肠内营养不耐受，持续存在胃大量潴留和持续胃肠道麻痹，肠道扩张，腹腔内高压（IAH）进展至Ⅱ级（IAP 15 ~ 20mmHg），腹腔灌注压下降（APP < 60mmHg）。

2.4 Ⅳ级（胃肠功能衰竭伴远隔器官功能障碍）

急性胃肠损伤逐步进展，多器官功能障碍综合征和休克进行性恶化，随时有生命危险。临床表现为肠道缺血坏死，导致失血性休克的胃肠道出血，需要积极减压的腹腔间隔综合征。

3. 治疗原则

积极有效地处理原发病；纠正休克，改善胃肠道黏膜血液灌注，尤其要重视纠正隐形代偿性休克；营养支持。

3.1 Ⅰ级：建议在肠胃损伤后 24～48 小时尽早给予肠内营养；尽可能减少损伤胃肠动力的药物使用（如儿茶酚胺、阿片类药物）。

3.2 Ⅱ级：治疗腹腔内高压；恢复胃肠道功能，如应用胃肠动力药；开始或维持肠内营养；如果发生大量胃潴留或反流，或喂养不耐受，可尝试给予少量的肠内营养；胃轻瘫患者，当促动力药无效时，考虑给予幽门后营养。

3.3 Ⅲ级：监测和处理腹腔内高压；排除其他腹部疾病，如胆囊炎、腹膜炎、肠道缺血；尽早停用导致胃肠道麻痹的药物；避免给予早期的肠外营养（住 ICU 前 7 天）；给予少量的肠内营养。

3.4 Ⅳ级：保守治疗无效，需要急诊剖腹手术或其他急救处理（如结肠镜减压等）。

4. 中医治疗

4.1 外治：消胀贴神阙穴贴敷；大黄甘草汤类方结肠点滴灌注；针刺中脘、内关足三里；隔姜灸神阙穴。

4.2　内治

4.2.1　脾肾阳虚证： 证见食少腹胀，食后加重，倦怠乏力，少气懒言，形寒肢冷，面色㿠白，腹中冷痛，大便稀溏，下利清谷，甚则滑脱不禁，呕吐肠鸣，面黄肢冷，肢体浮肿，甚则腹胀如鼓，舌淡胖，边有齿痕，舌苔白滑，脉沉弱无力。治宜健脾温肾消胀，方用附子理中汤、四神丸。

4.2.2　阳明腑实证： 证见腹部硬满疼痛拒按，大便秘结，或泻下青水，气味恶臭，高热，神昏谵语狂乱，汗出口渴，小便短赤。舌红，苔黄厚而干燥焦黑起刺，脉沉数有力。治宜通腑泻热醒神，方用三承气汤、增液承气汤。

4.2.3　湿热蕴毒证： 证见脘腹胀满，甚至满腹胀，持续不能缓解，烦躁，口渴不欲饮，口舌糜烂，口角疱疹，头晕恶心，大便黏滞不爽，小便黄赤短少，舌红，苔黄腻，脉弦滑。治以利湿清热解毒，方用黄连解毒汤、葛根芩连汤、茵陈蒿汤。

4.2.4　血瘀腑实证： 证见面色黧黑，皮肤粗糙如鳞甲，甚至口唇爪甲紫暗，孔窍出血反复不止，色泽紫暗，或大便色黑如柏油，或皮下紫斑，或肌肤微小血脉丝状如缕，或腹部青筋外露，或下肢青筋胀痛，体倦乏力，面暗消瘦，时有寒热，舌质紫暗，或见瘀斑瘀点，脉象细涩。治宜活血祛瘀生新，方用桃核承气汤、血府逐瘀汤。

（远　庚　齐文升）

第二十一章　ICU 相关腹泻

1. 定义：ICU 相关腹泻指患者入住 ICU 前无腹泻，入住 ICU24 小时后发生的排便次数明显超过平日习惯的频率，粪质稀薄，水分增加，每日 3 次以上，每日排便量超过 200g，含水量超过 80%，或含有未消化食物或脓血、黏液，常伴有排便急迫感、肛门不适、失禁等症状。

2. 诊断标准：Hart 腹泻记分法，对 24 小时内每次粪便评分的值相加，得到当天的总分值，总分≥12 分即认为患者存在腹泻。

粪便性状	估计容量（ml）		
	< 200	200～250	> 250
成形	1	2	3
半固体	3	6	9
液体状	5	10	15

3. 类型及原因

3.1　肠内营养相关性腹泻：为应用肠内营养 2 天后，患者出现不同程度的腹胀、腹泻。可经调节营养液温度及输注速度，降低营养液浓度，减少输注量，并应用止泻药物后症状缓解。其原因可能有：①严重低蛋白血症（ < 25g/L ）；② 肠内营养剂中高膳食纤维；③肠

内营养物中高脂肪含量；④其他：如高渗透压营养液输注速度过快，营养液存在细菌或真菌污染，营养液温度太低，患者肠道吸收功能低下，对肠内营养液的某些成分过敏等。

3.2 肠道感染性腹泻：患者出现发热、腹胀、腹痛、肠鸣音亢进，稀便或黏液样便。大便常规检查：镜检有脓细胞或红细胞，大便培养查到葡萄球菌、沙门氏菌、志贺氏菌、真菌等，经应用抗菌药物治疗后腹泻停止者。

3.3 抗生素相关性腹泻：重症监护病房患者抗生素广谱、联合、长期应用，导致患者肠道菌群失调，优势致病菌异常生长，便常规检查提示球、杆比失调，常可伴见真菌孢子及菌丝，导致肠道真菌感染，难辨梭状杆菌检出率亦较高。

3.4 胃肠动力药物相关性腹泻：ICU 患者应用胃肠动力药如西沙比利等，在改善胃肠功能的同时出现的腹泻。此类患者腹泻持续时间大多较短，大便常规镜检阴性，大便培养阴性，多在停药或更换中药处方后停止。

3.5 机械通气相关性腹泻：患者应用呼吸机前无腹泻，既往无胃肠疾病史，应用机械通气超过 48 小时出现腹泻，即为机械通气相关性腹泻。另外，机械通气时的正压通气属非生理性通气，阻碍胃肠道血液回流及胆汁排泄，使消化道吸收功能降低亦可引起腹泻。

4. 处理措施

肠内营养相关性腹泻和胃肠动力药物应用相关性腹

泻的治疗方案主要有：早期进行肠内营养，调节营养液速度，控制温度，先进行肠外营养，应用微生态制剂及止泻药，停用胃肠动力药等。肠道感染性腹泻与抗生素相关性腹泻处理方案主要有：根据药敏结果合理应用抗感染药物，积极治疗原发病并减少医疗干预措施，避免长时间联合应用抗生素，加强保护性隔离，控制院内感染等。机械通气相关性腹泻重点措施是缩短气管插管时间，减少呼吸机对胃肠道的影响。

5. 中医治疗

5.1 脾胃湿热证：证见泻下大便色黄而臭秽，泻下急迫，脘腹痞闷，腹胀腹痛，小便色黄量少，或兼有面目发黄，身热不扬，汗出热不解，舌红苔黄腻，脉濡数。治宜清热化湿，理气和中。方用葛根芩连汤、黄连温胆汤。

5.2 脾肾阳虚证：证见大便质稀如水，或晨起泄泻，完谷不化，小便色淡量可，舌淡苔白，兼或腹胀肠鸣，形寒肢冷，脉沉细弱。健脾温肾，固肠止泻。方用附子理中汤、四神丸、四逆汤。

5.3 中气下陷证：多属久泻或大病、久病导致的久泻不止，甚者脱肛，伴见小腹坠胀、纳呆、少气懒言、体倦肢软、渴喜温饮、消瘦、舌胖淡、苔薄白、脉沉弱。治宜补气升清，举陷止泻。方用补中益气汤、升陷汤。

5.4 寒热错杂、清浊相混证：大便质稀黄褐或黑褐，气味腥臭，神疲精神差，面色苍白，手足不温，舌胖暗红，苔黄白相兼而腻，或有发热，口舌生疮，腹胀痞满，胃残余量多，舌胖红，苔黄白腻，脉细滑。治宜升清降浊，和解寒热。方用启脾散、半夏泻心汤。

（远　庚　齐文升）

第二十二章 腹腔间隔室综合征

1. 定义及分级

1.1 定义

◆ 腹腔间隔室综合征（abdominal compartment syndrome, ACS）：腹内压（intra - abdominal pressure, IAP）持续升高且>20mmHg（伴或不伴有腹腔灌注压≤60mmHg），并伴新的器官功能障碍/衰竭。

◆ 腹内高压（intra - abdominal hypertension, IAH）：指持续或反复的IAP病理性升高≥12mmHg。

1.2 腹内高压分级

Ⅰ级12~15mmHg，Ⅱ级16~20mmHg，Ⅲ级21~25mmHg，Ⅳ级>25mm Hg。

2. 病因

创伤、腹腔或腹膜后出血、胰腺炎、外科手术或放射介入、过量的液体复苏、烧伤、肝移植、大量腹水。

3. 临床表现

◆ 心血管：回心血量和心输出量减少，低血压，心率增快。

◆ 呼吸：低氧血症，高碳酸血症，呼吸机设置增加。

◆ 肾脏：少尿，腹内压10mmHg时尿量开始减少，

15mmHg 尿量平均减少 50%，20～25mmHg 显著少尿，30mmHg 无尿。

◆ 腹腔脏器：胃肠血流灌注减少，肠黏膜屏障受损，发生细菌易位；腹内压继续升高可导致肠坏死，坏死部位常在回肠和右半结肠。

◆ 颅内压：增高，脑灌流降低。

4. 诊断

◆ 有引起腹内压增高的病因及危险因素。

◆ 腹部高度膨隆、腹壁紧张；呼吸频率上升，气道压 > 45cmH$_2$O，低氧血症，PaCO$_2$ > 50cmH$_2$O；心排指数 < 3L/（min · m^2）；少尿或无尿，伴利尿药无效等表现。

◆ 膀胱测压大于 20mmHg。

5. 治疗

5.1 治疗原发病。

5.2 减压措施

◆ 禁食水，放置鼻胃管和直肠管，减压引流。

◆ 体位：重度 IAH 或 ACS，避免床头抬高大于 30°。

◆ 由慢性积液导致（腹水、血肿、脓肿扩散）者，需经皮引流。

◆ 抗焦虑、镇静、镇痛。

◆ 如循环衰竭，避免液体负荷过重，用胶体代替晶体，减少补液的总量。

◆ 通气支持：避免高气道峰压和平均气道压；使用

呼气末正压；允许性高碳酸血症；可考虑应用神经肌肉阻滞剂。

◆ 对于药物治疗无效且伴有明显器官功能不全者，考虑手术减压。

6. 中医治疗

6.1　阳明腑实证：证见脘腹胀满，腹痛胁痛，按之满痛，蒸蒸发热，口渴心烦，大便秘结，小便黄赤，舌红苔黄厚，脉滑数。治宜清热泻下，通腑顺气，方用三承气汤、厚朴三物汤、大柴胡汤。

6.2　湿热壅滞证：证见发热不解，腹满腹胀，胸闷脘痞腹胀，纳呆呕恶，便溏不爽，口渴，头身沉重胀痛，舌暗红苔黄腻，脉濡数或滑数。治宜清热化湿，方用茵陈蒿汤、大承气汤。

6.3　腑气不通证：证见胁胀胸闷，腹部窜痛，肠鸣，矢气少，嗳气，嘈杂吐酸，大便不爽，泻后痛缓，舌暗红苔白厚，脉弦涩。治宜理气疏滞，方用五磨饮子、枳实导滞汤。

6.4　寒湿困脾证：证见腹满腹胀，按之不痛，或腹满时减复如故，或胁下偏痛，发热，舌淡苔白腻，脉微弦或紧弦。治宜散寒化湿通下，方用温脾汤、大黄附子汤。

（叶锡鲁　赵　昕　齐文升）

第二十三章　酸碱失衡

1. 酸碱紊乱诊治流程

Step1：根据 PH、$PaCO_2$ 和 HCO_3^- 确定原发性酸碱失衡。

Step2：根据代偿公式确定有无混合性酸碱失衡。

Step3：计算阴离子间隙（AG），判断有无高 AG 代酸。

Step4：AG 升高者根据矫正 HCO_3^- 判断有无代碱或非 AG 代酸。

Step5：结合临床判断酸碱失衡病因。

2. 确定原发酸碱失衡

紊乱类型	病理生理	PH	$PaCO_2$	HCO_3^-
呼碱	通气↑	>7.4	<40	
呼酸	通气↓	<7.4	>40	
代碱	丢失 H^+，产生 HCO_3^-	>7.4		>24
代酸	产生 H^+，丢失 HCO_3^-	<7.4		<24

3. 确定有无混合性酸碱失衡

◆ 肺脏代偿：排出 CO_2 对代谢性酸中毒或代谢性碱中毒进行代偿。快，数分钟内发生。

◆ 肾脏代偿：排出 HCO_3^-/H^+ 对呼吸性酸中毒或呼吸性碱中毒进行代偿。慢，需数小时或数天。

◆ 代偿不会使 pH 正常，如果正常应考虑混合性酸碱失衡。

类型	代偿公式
代谢性酸中毒	$\downarrow PaCO_2 = 1.25 \times \Delta$〔$HCO_3^-$〕或 $PaCO_2 = PH$ 小数点后两位
代谢性碱中毒	$\uparrow PaCO_2 = 0.75 \times \Delta$〔$HCO_3^-$〕
急性呼吸性酸中毒	〔HCO_3^-〕$\uparrow = 0.1 \times \Delta PaCO_2$ 或 $PH \downarrow = 0.008 \times \Delta PaCO_2$
慢性呼吸性酸中毒	〔HCO_3^-〕$\uparrow = 0.4 \times \Delta PaCO_2$ 或 $PH \downarrow = 0.003 \times \Delta PaCO_2$
急性呼吸性碱中毒	〔HCO_3^-〕$\downarrow = 0.2 \times \Delta PaCO_2$ 或 $PH \uparrow = 0.008 \times \Delta PaCO_2$
慢性呼吸性碱中毒	〔HCO_3^-〕$\downarrow = 0.4 \times \Delta PaCO_2$

4. 阴离子间隙

◆ 阴离子间隙 $AG = $〔$Na^+$〕$-$〔$Cl^-$〕$-$〔$HCO_3^-$〕（正常值 $8 \sim 16$）。

◆ 校正的 $AG = AG + （4 - 血白蛋白 g/dl）\times 2.5$。

◆ AG 升高：细胞外液中有机酸增加，见于乳酸性酸中毒、酮症酸中毒、终末期肾衰竭、摄入甲醇和水杨酸盐中毒。

◆ AG 正常：细胞外液中氯离子浓度升高，常见于腹泻，等张盐水输入；早期肾功能不全，肾小管酸中毒。

校正〔HCO_3^-〕$= （AG - 12）+$〔HCO_3^-〕（正常 $23 \sim 30$）

校正〔HCO_3^-〕>30：代碱（体内 HCO_3^- 过多）

校正〔HCO_3^-〕<23：非 AG 代酸（体内 HCO_3^- 过少）

5. 结合临床表现判断酸碱失衡病因

5.1　呼碱：中枢神经系统疾病、低氧、肺感受器刺激（哮喘、肺炎、肺栓塞）、焦虑、药物（水杨酸、茶碱）、肝衰、全身性感染。

5.2　呼酸：COPD、呼吸中枢抑制、神经肌肉疾病（格林巴利综合征、重症肌无力、低钾血症）、胸壁疾病。

5.3　代碱

◆ 容量不足（尿 Cl^- < 10）：呕吐、胃管引流、肠梗阻、利尿剂、腹泻、肠道绒毛膜腺瘤。

◆ 容量过多（尿 Cl^- > 20）：醛固酮增多症、Cushing 综合征、Bartter 综合征、Gitelman 综合征、Liddle 综合征。

5.4　代酸

◆ AG 代酸：产 H^+ 增加，AG 升高。

酒精 Alcohol、甲醇 Methanol、晚期肾衰 Uremia、糖尿病酮症 Diabetes、副醛 Paraldehyde、异烟肼 Isoniazid、乳酸酸中毒 Lactic acidosis、乙二醇 Ethylene glycol、水杨酸 Salicylates、饥饿 Starvation。

"A MUD PILES" 帮助记忆。

◆ 非 AG 代酸：丢失 HCO3 增加，AG 正常。

输尿管造瘘 Ureterostomy、肠瘘 Small bowel fistulas、高氯性酸中毒 Extra Chloride、腹泻 Diarrhea、碳酸酐酶

抑制剂 Carbonic anhydrase inhibitors、肾上腺皮质功能不全 Adrenal Insufficiency、早期肾衰 Renal、Ⅰ型或Ⅳ型肾小管酸中毒 RTA、胰瘘 Pancreatic fistula。

"USED CARP" 帮助记忆。

6. 严重酸碱失衡对人体的影响

	严重酸中毒（PH < 7.2）	严重碱中毒（PH > 7.6）
心血管	CO↓↑、BP↓、心律失常	冠脉血流↓、心律失常↑
呼吸	通气↑	通气↓
代谢	K↑	K/Ca/Mg/P↓
神经系统	意识障碍	意识障碍、痫性发作

7. 酸碱失衡的处理

7.1　呼吸性酸中毒

◆ 治疗目标在于纠正导致肺泡通气量降低的病因，改善可能导致呼吸性酸中毒的因素，包括增加分钟通气量、减少无效死腔、减少 CO_2 的产生。

◆ 呼吸性酸中毒可增加脑血流、增加颅内压，因此对中枢神经损伤发生呼吸性酸中毒者必须积极治疗。

7.2　呼吸性碱中毒

治疗目标在于治疗导致过度通气的原因。严重者可以通过面罩呼出气重复吸入或吸入含有 5% CO_2 的混合气体治疗。精神性过度通气者可予镇静剂治疗。

7.3　代谢性酸中毒

◆ 以治疗原发病为主。

◆ 当 HCO_3^- < 12mmol/L 或 PH < 7.20 可补碱，公式：$HCO_3^- = (12 - 测得 HCO_3^-) \times 0.4 \times 体重$。（如测得

HCO_3^- 为 7mmol/L,体重 60kg,则(12 - 7)× 0.4 × 60 = 120mmol,1g 碳酸氢钠 = 12mmol 的 HCO_3^-,120 ÷ 12 = 10 克,即补 5% 碳酸氢钠 200ml)。

◆ 补碱前注意补钾。

常见代谢性酸中毒类型:

①乳酸性酸中毒

◆ 常见病因:严重全身感染、癫痫发作、恶性肿瘤、肝衰竭、其他(氰化物中毒、乙醇或甲醇中毒、先天性1,6 - 二磷酸果糖缺乏等)

◆ 治疗

a. 主要针对病因治疗。

b. 对症治疗:目的在于避免乳酸酸中毒对机体损害进一步加重。

√碳酸氢钠:减轻酸血症对血流动力学的影响,但存在使 $PaCO_2$ 增高从而引起细胞内 PH 急性降低的危险。

√血滤或血透:注意不要应用含乳酸盐的置换液/透析液。

②酮症酸中毒

◆ 常见病因:糖尿病酮症酸中毒、乙醇性酮症酸中毒(大量饮酒反复呕吐者)、饥饿性酮症酸中毒(轻微自限性,HCO_3^- 很少降低 5mmol/L)

◆ 治疗

a. 糖尿病酮症酸中毒:补液、静脉应用胰岛素治疗。补充碳酸氢盐无效。

b. 乙醇性酮症酸中毒:可输注葡萄糖。

c. 饥饿性酮症酸中毒：进食后迅速缓解。

7.4 代谢性碱中毒

◆ 一般预防：氯化钾治疗利尿剂引起的钾丢失，控制胃肠减压，应用 H_2 受体拮抗剂，COPD 患者避免 PCO_2 下降过快。

◆ 轻中度治疗原发病为主：血容量不足以生理盐水扩容，低钾者补钾，低氯者补充生理盐水。

◆ 其他药物：氯化铵：1～2g 口服，Tid。必要时静脉滴注，每升高细胞外液 Cl^- 1mmol/L，补氯化铵 0.2mmol，氯化铵用 5% 葡萄糖注射液稀释成 0.9% 等渗溶液，分 2～3 次静脉滴注。肝衰、心衰、呼吸性酸中毒者禁用。盐酸精氨酸：对重度代谢性碱中毒效果明显。每 10g 补充 Cl^- 和 H^+ 各 48mmol，24 小时用 20～40g 加入液体内静滴，对低钾低氯碱中毒者应同时应用 KCL。稀盐酸：10% 盐酸 20ml 相当于氯化铵 3g，可稀释 40 倍，每日 4～6 次口服。

7.5 混合性酸碱失衡

◆ 明确原发与继发，治疗原发病，继发不必去纠正。

◆ 与水、电解质关系密切的，如低钾、低氯性碱中毒，必须纠正电解质紊乱。

◆ 只要不存在高血钾就应补钾，不存在排水障碍就应补充水分，通常补充生理盐水。

◆ 三重酸碱失衡，如 PH 正常就不必使用碱性或酸性药物，但 PH 明显升高或降低，则按碱血症或酸血症处理（呼吸性酸中毒并代谢性酸中毒多为不良预兆）。

8. 中医治疗

代谢性酸碱失衡属呕吐、呕逆、干呕，呼吸性酸碱失衡参见喘证。

8.1 外邪犯胃：证见呕吐食物，吐出有力，胸脘满闷，恶寒发热，不思饮食。舌淡苔白，脉濡缓。可用小柴胡汤、藿香正气散、竹叶石膏汤、旋复代赭汤、蒿芩清胆汤、吴茱萸汤、半夏泻心汤。

8.2 饮食积滞：证见呕吐酸腐，脘腹胀满，嗳气厌食，大便秘结，或便溏腐臭。舌苔厚腻，脉滑实。可用保和丸、枳实导滞丸。

8.3 痰饮中阻：证见呕吐涎沫痰水，先渴后呕，食久乃吐，胸闷不舒，头眩心悸，厌食，腹胀肠鸣。舌苔白腻，甚则水滑，脉象滑或缓。可用二陈汤、苓桂术甘汤、黄连温胆汤。

8.4 肝气犯胃：证见呕吐多与精神因素有关，兼有郁闷不舒，心烦易怒，胸胁胀满，食已即吐，气郁胀满，牵连胸胁。舌边红苔腻，脉弦。可用半夏厚朴汤、四逆散合左金丸、逍遥散合左金丸、旋复代赭汤。

8.5 脾胃虚寒：证见呕吐遇冷加重，胃脘不胀，喜暖喜按，面色少华，肢冷乏力，大便溏泄。舌质淡苔薄白，脉沉细或沉弱。可用六君子汤、理中汤、吴茱萸汤、参苓白术散。

8.6 热伤胃阴：证见热病后期，呕吐时作，呕吐量不大，咽干口燥，不思饮食，胃脘嘈杂或灼痛。舌红少津，苔少而干，脉细数无力。可用麦门冬汤、沙参麦冬汤。

（赵　昕　叶锡鲁）

第二十四章　弥漫性血管内凝血

1. 定义：弥漫性血管内凝血是指不同原因所致的凝血因子和血小板被激活，以凝血酶增加及广泛微血栓形成为病理特征的获得性临床综合征。

2. 病因

类型	主要疾病
感染性疾病	革兰氏阴性或阳性菌感染、病毒性肝炎、流行性出血热、病毒性心肌炎等
肿瘤性疾病	转移性癌、肉瘤、恶性淋巴瘤等
血液性疾病	急、慢性白血病，溶血性疾病，异常蛋白血症等
妇产科疾病	感染流产、死胎滞留、妊娠毒血症、羊水栓塞、胎盘早剥等
创伤及手术	严重软组织损伤、挤压伤综合征、大面积烧伤、大手术等

3. 主要临床表现

◆ 出血：多为自发性，多部位出血，常见于皮肤、黏膜、伤口、穿刺部位等。

◆ 休克或微循环衰竭：早期可出现肺、肾、脑等器官功能不全，顽固休克是病情严重征象。

◆ 微血管栓塞：分布广泛，皮肤黏膜表现为皮肤发绀、进而发生灶性坏死或溃疡形成；深部器官，可表现为急性呼吸衰竭、急性肾衰竭、意识障碍等。

◆ 微血管病性溶血：进行性贫血。

4. 诊断标准

4.1 存在易致弥散性血管内凝血的基础疾病，如感染、恶性肿瘤、大型手术及创伤等。

4.2 另有下列两项以上临床表现：

◆ 严重或多发性出血。

◆ 不能用原发病解释的微循环障碍或休克。

◆ 广泛性皮肤、黏膜栓塞，灶性缺血性坏死、脱落及溃疡形成，或不明原因的肺、肾、脑等脏器功能衰竭。

◆ 抗凝治疗有效。

4.3 实验室检查同时有以下三项以上异常：

◆ 血小板 $<100 \times 10^9/L$ 或进行性下降。

◆ 血浆纤维蛋白原 $<1.5g/L$，或进行性下降，或 $>4.0g/L$。

◆ 血浆纤维蛋白降解产物（FDP）$>20mg/L$，或 D – 二聚体水平升高。

◆ PT 缩短或延长 3 秒以上，或活化部分凝血活酶时间延长 10 秒以上。

5. 治疗

5.1 积极治疗原发病

病因治疗是弥散性血管内凝血治疗的首要原则，只有去除诱发因素，才有可能治愈。

5.2 抗凝

阻断血管内凝血的病理过程。推荐普通肝素 5 –

10U/（kg.h）为初始剂量持续静脉输注。每4小时进行监测弥散性血管内凝血指标，如果FDP和D-Ⅱ聚体下降，纤维蛋白原升高，延长的活化部分凝血活酶时间缩短，说明抗凝有效。如果上述指标无改善，需加大肝素用量，增幅为每次100~150U/h。抗凝治疗也可选用低分子肝素钠。

5.3　补充凝血因子

输注新鲜血浆，单采血小板等血制品。

5.4　对症及脏器支持治疗

包括呼吸、循环、肾脏等主要脏器功能支持，避免继发的缺血/缺氧性损害加重。

6. 中医治疗

6.1　热盛迫血：证见起病突然，皮肤紫斑，发热、口渴，便秘、泻赤，鼻衄、便血。舌质绛，苔黄燥，脉弦劲。可用犀角地黄汤合三黄泻心汤加减。

6.2　阴虚血热：证见皮肤瘀斑，色红或紫红，反复发作，或有齿衄、鼻衄，伴有头晕乏力，心烦少寐，潮热盗汗。舌红苔少，脉细数。可用玉女煎、大补阴丸。

6.3　脾虚不摄：证见散在性紫斑，色紫暗淡，反复发作，神疲倦怠，遇劳加重，气短，口淡纳呆，头晕目眩，溲清便溏。舌体胖大，舌质淡，舌苔白，脉虚或弱。可用黄芪建中汤、归脾汤。

（马石征　叶锡鲁）

第二十五章 系统性微血栓栓塞症

1. 定义

系统性微血栓栓塞症是指在促凝因素的作用和触发辅助因子的参与下，发生的凝血系统被激活，纤维蛋白沉积和血小板凝聚，以致全身微循环的小动脉和毛细血管内微血栓广泛形成，血液灌注减少，导致的缺血性系统性器官功能障碍。

这些微血栓大部分为纤维蛋白性血栓，亦可为血小板性血栓，多数微血栓在微血管局部形成，形成后因纤溶系统被激活而自溶，故在病理检查时常不被发现。

2. 分类

根据微血栓的组成成分，可分为以下三类：

（1）透明血栓：由纤维蛋白聚集形成。

（2）血小板血栓：由血小板聚集形成。

（3）混合血栓：由血小板、血细胞和纤维蛋白混合聚集形成。

3. 临床表现

常发生在一些高龄、创伤组织坏死、肿瘤、长期卧床、心力衰竭、重症感染细菌内毒素血症、病毒感染、溶血、炎症反应、免疫性疾病等高凝状态或易栓倾向患者。

微血栓形成的临床表现，视其受累情况而有所不同。轻者仅造成短暂缺血性组织损伤；若微血栓广泛而持久，可使组织发生微小坏死，造成相应脏器的功能障碍。常受累的器官有肾、肺、脑、心、肝、胃肠道、皮肤及肾上腺等，如急性肾衰竭则少尿、蛋白尿、血尿、氮质血症甚至尿毒症；累及肺脏可出现呼吸困难、肺出血，甚至呼吸衰竭；累及脑和神经系统可出现头昏、头痛、眩晕、半身不遂，重则神志模糊、嗜睡、昏迷、惊厥；累及心肌可发生心肌细胞变性、坏死，导致心慌、胸闷、心绞痛甚至心肌梗死、心功能不全；累及肝脏可出现黄疸和急性肝损伤；累及胃肠道可出现呕吐、腹泻、消化道出血等；累及肾上腺可引起皮质出血性坏死，累及垂体可引起缺血性坏死，导致席汉综合征；淤在皮肤轻则麻木，重则手足冰凉、皮肤花斑等。

4. 诊断

微循环检测仪可发现微血栓栓子，微血栓中不含红细胞。而一般 X 光、B 超、心电图变化不明显，没有特异性。

5. 治疗

5.1 解除病因是治疗的关键。

5.2 抗凝治疗：对于早期血小板血栓或混合血栓，肝素抗凝治疗较为重要，常选低分子肝素（LMWH）；华法林口服，维持国际标准比值（INR）2.0～3.0。

5.3 血液制品：重组活化蛋白 C 等。

5.4 抗血小板治疗：阿司匹林 75～100mg，qd；氯吡格雷 75mg/d；阿昔单抗冲击量 0.25mg/kg，继之以 10μg/min 速度维持 12 小时。

5.5　激素：甲强龙 40～160mg/d，持续时间不宜过长。

5.6　新鲜冷冻血浆。

5.7　溶栓疗法主要用于新近形成的急性血栓或痊愈后伴有后遗症的患者。

6. 中医治疗

6.1　热毒滞络证：证见头昏神迷，发热胸闷，心烦急躁，口干喜饮，心慌气促，皮肤瘀点，恶梦纷纭，小便黄赤，大便干燥，舌暗红，苔薄黄，脉弦细数。治宜清热解毒，活血通络，方用四妙勇安汤、犀角地黄汤。

6.2　寒凝血瘀证：证见面色青紫或苍白，肢冷畏寒，伴有疼痛，心慌气短，动则憋闷，头晕乏力，倦怠懒言，自汗，健忘耳鸣，腹胀食少，畏食生冷，大便稀溏，舌胖紫暗，苔白腻，脉沉紧。治宜温阳通脉，活血化瘀，方用阳和汤、当归四逆汤。

6.3　湿热痹阻证：证见低热起伏，口渴咽痛，头昏头痛，心烦失眠，皮肤瘀斑，小便短黄，大便干燥或黏滞，舌暗红或有瘀斑，苔黄腻，脉弦滑数。治宜清热化湿，活血通络，方选大秦艽汤、四妙丸、白虎加术汤。

6.4　气血两亏证：证见便血，皮下紫癜，头晕目眩，少气懒言，乏力自汗，心悸怔忡，健忘失眠，食少面黄，妇女崩漏，舌淡，苔薄白，脉细弱。治宜补气养血通脉，方用黄芪桂枝五物汤、黄芪赤风汤、归脾汤。

6.5　阳虚水泛证：证见身体浮肿，腰以下尤甚，按之没指，皮肤青紫，小便短少，畏冷肢凉，腹部胀满，腰膝酸软，耳鸣，或见心悸，气短，咳喘痰鸣，舌质淡胖，苔白滑，脉沉迟无力。治宜温肾助阳，化气利水。方用真武汤、苓桂茜红汤。

（齐文升）

第二十六章　急性溶血

1. 定义：急性溶血是指由于多种原因造成血管内急性红细胞破裂，血红蛋白逸出，常导致贫血、肾衰竭、黄疸等疾病，甚至危及生命。

2. 临床表现：起病急，症状重，突发高热、寒战、腹痛、呕吐、胸痛、呼吸困难、黄疸，尤其以血红蛋白尿（酱油尿）为显著临床表现。

3. 常见病因

3.1　红细胞本身：细胞膜缺陷、珠蛋白生成异常、酶合成障碍（蚕豆病）。

3.2　外来因素

3.2.1 非免疫因素

◆ 物理：严重冻伤、热射病、外伤挤压等。

◆ 化学：有毒物质接触。

◆ 生物：细菌感染、疟疾、毒虫咬伤等。

3.2.2　免疫因素

◆ 输血反应：ABO 或 RH 血型不符。

◆ 药物不良反应。

◆ 食物或药物过敏。

4. 诊断

4.1　症状和体征：起病急，全身症状明显，严重时快速出现肾衰竭、休克，多不伴肝脾肿大，血红蛋白尿明显，以游离胆红素升高为主。

4.2　实验室检查：血常规红细胞、血红蛋白计数减少，涂片见到大量破碎红细胞，网织红细胞升高，血清乳酸脱氢酶增加。血生化胆红素异常。尿胆原明显升高。有条件查游离血红蛋白（＞40mg/L）、结合珠蛋白。

5. 治疗

5.1　病因治疗：脱离致病因素、针对原发病治疗。

5.2　对症治疗

◆ 一般支持治疗：吸氧，生命体征监测。

◆ 扩容补液：常选用等渗液，推荐输注碳酸氢钠，建议尿PH达到8。可常规给予氢化可的松100mg/d。若出现急性肾衰竭，治疗方案参照急性肾损伤。

◆ 输血治疗：因输血可能会加重红细胞溶血反应，推荐血红蛋白（HBG）＜50g/L并伴有严重缺氧或心力衰竭等危重情况时输血治疗。输血前给予地塞米松5mg静脉注射。

6. 中医治疗

6.1　瘀热熏蒸：证见寒战高热，腰背肢体酸痛，口渴胸闷，面色苍黄，尿涩黄赤，烦躁，气促乏力。舌淡红苔腻，脉滑数。可用麻黄连翘赤小豆汤合茵陈蒿汤、甘露消毒丹。

6.2　脾虚湿盛：证见身目色黄，疲乏倦怠，胸闷气短，烦渴呕吐，头面有汗，齐颈而还，小便不利，尿色深黄。舌淡苔白，脉濡滑。可用黄芪建中汤。

（付　征　叶锡鲁）

第二十七章　脂肪栓塞综合征

1. 定义：脂肪栓塞综合征（fat embolism syndrome, FES）是发生在严重外伤、骨折（特别是长骨）后以急性呼吸障碍为特征的并伴有脑部和（或）全身症状的临床综合征。FES 常发生于骨创伤及骨手术患者，但也可见于机体及其他脂肪组织的创伤，甚至与创伤无关。

2. 诊断标准

2.1　主要标准

◆ 点状出血。

◆ 呼吸系统症状，肺部 X 线表现。

◆ 无头部外伤而出现脑部症状。

2.2　次要标准

◆ $PaO_2 < 60mmHg$，早期 $PCO_2 \downarrow$，晚期可有 $PCO_2 \uparrow$。

◆ 血红蛋白 $<100g/L$。

2.3　参考标准

◆ 心率 >120 次/min。

◆ 体温 $>39℃$。

◆ 血小板计数 $<150 \times 10^9/L$。

◆ 尿或痰中找到脂肪滴。

◆ 血沉增快。

◆ 血清脂肪酶升高。

◆ 血中有游离脂肪滴。

有上述主要标准两项或主要标准一项，次要标准或参考标准 4 项以上者，临床诊断即可确立。无主要标准，只有次要标准一项及参考标准 4 项以上者，为可疑诊断。

3. 临床表现

出现多系统功能障碍，以呼吸困难、皮肤黏膜出血点以及神经系统症状为主要表现。典型三联征：低氧血症、意识障碍、瘀斑。

◆ 呼吸系统：呼吸急促，伴胸闷、发绀、咳嗽、咳痰，听诊可闻水泡音。栓子量较多时，胸片有均匀分布斑点状阴影，肺纹理多类似"暴风雪"，右心扩大。

◆ 中枢系统：轻度表现为头痛、烦躁不安、易怒，严重时表现为定向力障碍、谵妄甚至昏迷。

◆ 皮肤黏膜：约 50% ~ 60% 患者有出血点，在伤后 24 ~ 48 小时出现，多见于眼结膜、头面部、颈部、前胸和腋窝处。

◆ 循环系统：心率 > 100 ~ 120 次/分，血压可正常，心电图可见心肌缺血、右束支传导阻滞。

◆ 血液系统：血红蛋白急剧下降，12 小时可下降 40 ~ 50g/L。

◆ 眼部表现：眼结膜及视网膜有出血点。

◆ 发热：可能脑部血供锐减，导致中枢性体温调节紊乱所致。

4. 实验室检查

◆ 动脉血气分析：是最有诊断价值的检查，表现为低氧血症及低碳酸血症。

◆ 血常规：血红蛋白早期可减少（60～110g/L），部分患者血小板减少。

◆ 尿常规：尿脂肪滴阳性出现较早，在排除假阳性情况下可作为早期诊断指标。

◆ 低钙血症及高血脂。

◆ 影像学检查

胸片：早期胸片正常，在 1～3 天内逐渐表现为肺间质及肺泡不透光，典型改变为两肺大块斑片状阴影，称之为"暴风雪样"改变，尤其在肺的上中部多见。但无胸膜渗出，胸部 X 线变化持续 3 周。

CT 或 MRI：对于合并有严重的颅脑脂肪栓塞的患者，颅脑 CT 扫描可显示有进行性脑水肿。磁共振可提示颅脑损伤的部位。

5. 治疗

目前尚无特效的治疗方法，主要根据其病理生理改变和临床表现，采取针对性或支持性治疗措施。

5.1 早期有效制动患肢

早期有效制动患肢，减少不必要搬动；在搬动患者时，动作轻柔、切忌粗暴。

5.2 保持呼吸道通畅，氧疗，必要时机械通气。

5.3 激素：暴发型脂肪栓塞可使用激素，但支持证据不足。

5.4 抗凝：肝素可刺激脂质活性，加速循环中的脂质清除。

5.5 白蛋白：游离脂肪酸在血中常与血清白蛋白结合，对清除脂质有益。

5.5 补液扩容，加速代谢。

6. 中医治疗

6.1 瘀阻肺络：证见骨折初起或骨折术后，高热心烦，胸闷胸痛，呼吸急促，咳痰色黄，痰中夹血，漱水不欲咽。舌质紫绛或见瘀斑，苔黄，脉弦数。可用桃红四物汤、桃核承气汤、麻黄连翘赤小豆汤。

6.2 瘀阻脑络：证见神昏躁扰，面赤身热，呼吸急促，头痛目痛，白睛赤，面唇晦暗，癫狂痫呆。舌质紫暗，或有瘀点、瘀斑，脉弦涩或沉涩。可用血府逐瘀汤、桂枝茯苓丸加减。

6.3 瘀阻经络：证见骨折后余侧肢体疼痛，麻木，或颤抖，或感觉活动障碍。舌暗有瘀斑，脉弦涩。可用补阳还五汤、黄芪桂枝五物汤。

（马石征　赵　昕　叶锡鲁）

二十八章　甲状腺功能减退危象

1. 定义

◆ 甲减危象是指甲状腺功能减退引起明显黏液性水肿，未得到合理治疗而出现昏迷的一类急危重症，又称为黏液性水肿昏迷。

2. 诱发因素

寒冷（冬季易发）、感染、创伤、手术、麻醉、应用镇静药、充血性心力衰竭、脑血管意外和其他多种疾病等均可诱发。

3. 临床表现

3.1　主要表现

◆ 低体温（<35℃）。

◆ 神经精神障碍：反应迟钝、认知障碍、淡漠、嗜睡、木僵、昏迷、癫痫等。

3.2　其他表现

◆ 呼吸衰竭。

◆ 心功能不全。

◆ 周围循环衰竭。

◆ 水和电解质失衡：皮下非可凹性水肿、脑水肿、尿潴留、低钠血症等。

◆ 低血糖。

◆ 肌张力松弛，腱反射消失，Babinski 征阳性。

◆ 肠道症状：腹胀、便秘甚则麻痹性肠梗阻、腹水。

◆ 出血表现：胃肠道或皮肤出血。

◆ 恶病质。

4. 辅助检查

◆ 血气分析：低 PaO_2、高 $PaCO_2$、呼吸性或混合性酸中毒。

◆ 心电图：心动过缓、各导联 QRS 低电压、Q-T 延长、T 波低平或倒置、可出现传导阻滞。

◆ 血糖：常见低血糖，亦可正常。

◆ 甲状腺功能：甲状腺激素水平明显降低；原发性黏液水肿患者 TSH 明显升高，继发者 TSH 降低或测不出。

◆ 生化：血钠、血氯正常或降低，血钾正常或升高；胆固醇常升高，约 1/3 正常或降低；血尿素氮、肌酸磷酸激酶均可升高；偶见高血钙。

◆ 胸片：可见心包积液引起的心影增大。

◆ 脑电图：α 波波率减慢，波幅降低。

◆ 脑脊液检查：蛋白异常升高，可高至 3g/L；压力偶可增高，可高达 400mmHg。

5. 鉴别诊断

◆ 昏迷：颅脑疾病（脑血管病、颅脑外伤、颅内感染、颅内占位等）、全身性疾病（重症感染、中毒等）。

◆ 其他内分泌系统疾病：垂体前叶功能减退危象、甲亢危象、肾上腺皮质功能减退危象（可与甲状腺功能减退危象并存）、甲旁亢所致的"高钙危象"等。

6. 治疗

◆ 一般处理：心电监护、吸氧、指氧监测、开通静脉通路、留置鼻饲管、记 24h 出入量、血气分析和电解质检查。

◆ 保温：保暖为主，如调高室温、多盖被子等；禁用外部加热处理，如电热毯、热水袋等。

◆ 呼吸支持：面罩吸氧，保持呼吸道通畅，根据血气分析及呼吸道梗阻情况（巨舌或喉部水肿）选择无创或有创通气，必要时行气管切开。

◆ 甲状腺激素替代治疗：左甲状腺素钠片（优甲乐）首剂 300～500μg，以后 50～200μg/d 维持治疗。甲状腺片 40mg Bid 分次鼻饲，待体温恢复正常后，改为早晨甲状腺片 40mg，下午优甲乐 50μg 鼻饲，患者可自行进食后可改为优甲乐 100μg Qd 口服。

◆ 补液治疗：合并低血压者可予 5%～10% 葡萄糖氯化钠注射液，低钾者加用氯化钾注射液，根据中心静脉压调整补液量；休克者可适当加用血管活性药物，但升压药与甲状腺素合用易诱发心律失常，除非上述治疗无效，否则慎用血管活性药物。心力衰竭者可予洋地黄制剂；必要时输血。

◆ 糖皮质激素：补充甲状腺素后机体代谢增加，皮质醇大量分解，导致急性肾上腺功能不全，可联用氢化可的松 200mg Qd（甲强龙 40mg Qd）静注，保护肾上腺功能；对于有明确肾上腺功能减退者，可将氢化可的松加量至 200～400mg Qd（甲强龙 40～80mg Qd）静注。

◆ 控制感染

◆ 治疗肠梗阻

7. 中医治疗

7.1 阳虚水泛：证见周身浮肿，神昏肢厥，四肢不温，呼低息微，疲乏无力。舌淡体胖，苔白水滑，脉微欲绝。可用真武汤、济生肾气丸、防己茯苓汤。

7.2 瘀血水肿：证见下肢浮肿，按之凹陷不起，反复发作，经久不愈，甚则全身浮肿，气短面咳逆，心悸怔忡，脘腹胀痛，胁下可触及痞块，口唇紫暗。舌质瘀斑，色晦暗，苔白，脉结代或弦。可用当归芍药散、桂枝茯苓丸加味。

7.3 阴虚水停：证见面浮肢肿迁延难愈，头眩目涩，甚则晕眩耳鸣，面红潮热，腰膝酸软，步履轻飘无力，心烦失寐，夜尿增多。舌质光红，苔剥而少，脉沉细或细数无力。可用猪苓汤、六味地黄丸加减。

（马石征　石嘉恒　叶锡鲁）

第二十九章　高渗昏迷

1. 定义：高渗性非酮症糖尿病昏迷（HNDC），简称高渗性昏迷，是以高血糖、高钠、高血浆渗透压、脱水、进行性意识障碍为主要特征的临床综合征。

2. 临床表现

◆ 前驱期：烦渴、无力、头晕、恶心、呕吐、腹痛等，反应迟钝，表情淡漠；

◆ 典型期：严重脱水、进行性意识障碍、癫痫、巴氏征阳性、眼球震颤等。

3. 常见诱因：感染、脑卒中、高热、消化道出血及应用类固醇、甘露醇、苯妥英钠等。

4. 诊断标准

◆ 进行性意识障碍或高渗脱水。

◆ 有中枢系统症状和体征，如癫痫样抽搐等。

◆ 血糖极高，一般 ≥33.3mmol/L，血生化 Na^+ > 150mmol/L。

◆ 血浆渗透压 ≥340mosm/L。

◆ 尿糖 2＋~4＋，尿酮体不高。

5. 治疗方法

5.1　静脉补液

估计总补液量为体重的 10%，首选生理盐水，第 1~2 小时输入 1000 ~ 2000ml，其后 4 小时再输入 1000~2000ml，严重失水者日补液可达 6000~8000ml，注意心力衰竭者减半，间隔 4 小时复查生化，根据渗透压变化调整液体量。

◆ 补钾：维持血钾在 4 ~ 5.5mmol/L。

◆ 注意血钠每日下降幅度应 < 10mmol/L。

◆ 补液 2 小时后仍存在严重高渗，血浆渗透压 ≥ 340mosm/L 或 Na$^+$ > 155mmol/L 时可使用 0.45% 低渗液，总量不超过 1000ml/d。

5.2　胃管补液

◆ 适应证：患者胃肠功能正常，但心功能较差或伴有严重脑水肿时。

◆ 可将总补液量的 1/2 鼻饲，100 ~ 200ml/h 温开水持续泵入。

◆ 血糖 < 14mmol/L 后可以给予肠内营养。

5.3　控制血糖，推荐胰岛素维持泵入

◆ 具体方法参照重症监护室胰岛素强化治疗方案。

◆ 血糖下降速度建议每小时 < 5mmol/L。

◆ 胰岛素泵入量常规为 6U/h，最高可达 10 ~ 20U/h。

◆ 注意严重高血糖，时间过长不纠正可加重脑细胞水肿坏死。

5.4　持续肾脏替代适应证

◆ 常规药物治疗不达标。

◆ 患者合并严重心肾功能衰竭或严重脑水肿，不能耐受快速大量补液治疗。

◆ 合并严重酸中毒，尤其是阴离子间隙增加型的代酸，导致休克状态者。

5.5　不要放松原发病的基础治疗。

6. 中医治疗

6.1 热闭腑实证：神志不清，高热，烦躁谵语，面赤气粗，大便不通，腹胀坚硬，小便黄赤，或见牙关紧闭，颈项强直，四肢抽搐，舌红，苔焦黄起刺，脉沉实数。治宜通腑泻火，泻下存阴，方用大承气汤冲服紫雪丹或安宫牛黄丸。

6.2 阴竭火旺证：神志昏迷，或烦躁不安，气喘口渴，口唇干红，皮肤灼热，目眶深陷，舌绛红，苔焦干，脉细数。治宜救阴敛神，方用生脉散加味。可静点大剂量生脉注射液（自费）。

6.3 催醒，保护脑细胞，可用加味通关散雾化吸入。

（付 征 齐文升）

第三十章　神经肌肉急症

1. 定义：神经肌肉急症是由于急性重症，脊髓、神经疾病导致全身肌肉功能下降，尤其是呼吸肌肉功能受损导致的呼吸运动停止而危及生命的一系列疾病。

2. 临床表现：急性、亚急性起病，常见神经性疼痛或相关部位的运动功能障碍或感觉功能障碍、肢体或躯干肌肉力量下降，严重者出现瘫痪或者呼吸衰竭。

3. 常见病因

3.1　感染或感染相关性免疫介导疾病

◆ 急性脊髓炎：细菌（化脓性、结核）、病毒、真菌、寄生虫等感染。

◆ 硬膜下脓肿。

◆ 格林－巴利综合征。

◆ 重症肌无力。

◆ 癌性类肌无力反应。

◆ 多发性肌炎。

3.2　急性脊髓血管疾病（常见于外伤、血管瘤、夹层动脉瘤、肿瘤等）

◆ 脊髓动脉梗死。

◆ 脊髓出血。

◆ 脊髓蛛网膜下腔出血。

3.3　其他：周期性瘫痪、中毒、酒精性肌病等。

4. 诊断

4.1 定位诊断：神经专科查体，肌力、肌张力、病生理反射等，以区分神经根、脊髓前角、神经干病变。

4.2 定性诊断：了解基础病、发病形式、伴随症状、严重程度等。

4.3 辅助检查：CT、MR、肌电图、电生理及脑脊液、血、尿等检查。

5. 治疗

5.1 机械通气治疗

◆ 无创正压通气：提早进行，出现呼吸、咳痰、进食费力而血气尚可（代偿），即可给予无创通气。

◆ 有创正压通气：使用无创呼吸机的情况下出现以下变化应予有创通气。

①呼吸频率 > 30 次/分，或 < 10 次/分。

②$PaCO_2$ > 50mmHg 或出现神志改变。

③PO_2 < 60mmHg。

④潮气量（Vt） < 正常 1/3。

⑤大量分泌物。

5.2 病因治疗

◆ 感染类疾病：根据感染性质进行抗感染治疗，若药物效果不良，常需要外科手术清创及引流。

◆ 免疫介导类疾病

①激素治疗：急性期可用甲强龙 1g 冲击，连用 5天，后逐渐减量。

②免疫球蛋白：总量为 2g/kg。心肾功能正常者分 2

日给药，老年心肾功能不全者分 5 日给药，既往有溶血病史患者慎用。

③血浆置换。

④专病用药：免疫抑制剂等。

◆ 脊髓血管疾病治疗：大部分需要神经外科手术，急性期或恢复期可使用对症药物（抗血栓、脱水、神经保护剂等）。

◆ 中毒类疾病：根据毒物分类相关内容对症处理。

6. 中医治疗

6.1 热伤肺津：证见热病后数天至半月突然出现胸背如束，两手麻木无力，动作笨拙，迅速向肩臂发展，继之两下肢亦出现类似症状，至一两日即出现两侧一致的瘫废不用，伴有咽燥，皮肤干燥无汗，尿少而黄，大便秘结。苔黄燥少津，舌质红，脉细。可用白虎加参汤、玉女煎合沙参麦冬饮。

6.2 湿邪浸淫：证见始觉两足麻木无力，或冷麻无力，数刻至一两日内迅速向腿、股、上肢向臂肩发展，并出现软废失用，常伴有微恶寒，腰背重困、胸脘痞满，大便溏，尿色清。舌苔略腻，脉沉。可用甘露消毒丹。

6.3 气血亏虚：证见肌肉瘦削，痿弱易从下肢始，渐及四肢，吸气无力，吞咽困难，怔忡，二便不通或失禁。舌质淡、脉沉弱、脉微弱。可用生脉散合补中益气汤、生脉散合补阳还五汤。

（付 征 叶锡鲁）

第三十一章　ICU 获得性肌无力

1. 定义：ICU 获得性肌无力又称 ICU 获得性衰弱（Intensive care unit acquired weekness，ICUAW），是 ICU 患者常见的一种获得性神经肌肉功能障碍的疾病。患者常表现为无明显原因的肢体弥漫性对称性肌无力、各种反射消失、肌萎缩，造成脱机困难，部分患者在感觉系统恢复良好的状态下仍四肢瘫痪。

2. 分类

临床上根据累及部位的不同分为三类：

危重病性多发性神经病（critical illness polyneuropathy，CIP）：是指具有轴突多发性神经病变电生理依据的 ICU 获得性虚弱。

危重病性肌病（critical illness myopathy，CIM）：是指具有肌病电生理学或组织学依据的 ICU 获得性虚弱。

危重病性多神经肌病（critical illness polyneuropathy and myopathy，CIPNM）：是指兼具危重病多发性神经病和肌病电生理或病理表现。

3. 诊断

- 肌力的临床评估。
- 电生理检测。
- 生物标志物。
- 神经肌肉组织活检。

4. 临床表现

CIP 主要累及四肢的周围神经、膈神经，而颅神经累及较少；CIM 主要累及四肢骨骼肌，多表现为急性坏死性及废用萎缩性肌病；而 CIPNM 则表现为神经和肌肉的混合性损害，由于神经和肌肉损害互为因果，该类型比较多见。

ICU 获得性虚弱出现的肌肉症状通常是对称性的影响四肢（主要是下肢），以四肢对称性迟缓性瘫痪为临床特点，主要影响近端肢体肌肉（如肩膀、臀部等）和呼吸肌，一般不累及面部肌肉和眼外肌。典型 ICUAW 患者对于疼痛刺激会出现痛苦面容，而不伴有或有极小幅度的肢体回缩。腱反射减弱或正常。CIP 患者会有感觉障碍，包括痛觉、温度觉、振动觉的减弱或消失。

其主要危险因素包括入院时诊断的高危疾病、脓毒症、持续全身炎症反应、多脏器功能衰竭、长期制动、高血糖症、高龄、肠外营养、糖皮质激素和神经肌肉阻滞剂、氨基糖苷类的使用等。

5. 治疗及预防

到目前为止没有确切有效的治疗药物和手段。因此，认识引起 ICUAW 发生的原因、预防 ICUAW 的发生是最为重要的策略。

基本的预防措施包括：减少制动时间，早期康复锻炼；脓毒症的积极治疗；应用胰岛素控制高血糖症和早期肠内、适量、均衡的营养供给及心理支持。

6. 中医治疗

发病与脾、肾、肝三脏关系密切，重点在脾，其次为肾、肝，病性以虚损为主，治法以健脾补肾为基础，佐以疏肝理气通络。中医治疗常用以下三系列方加减损益。

6.1 脾胃虚弱，胃火旺或中土寒：证见肢体痿软无力，逐渐加重，难以脱机，乏力倦怠，少气懒言，饮食减少，皮下水肿，大便溏薄，面浮无华，舌胖淡，苔薄白，脉沉弱；或兼见长期发热，口干唇裂，大便干燥，小便黄赤，面色红，舌胖红，少苔，脉沉细数。选用脾胃系列方：白虎汤、益胃汤、参苓白术散、补中益气汤、附子理中汤。

6.2 肾阳虚或阴虚：证见全身肌肉软弱无力，四肢难以抬伸，低热出汗，手足心热，咽干颧红，小便黄，舌红，少津无苔，脉细数；或兼见显著畏寒怕冷，便溏，腰酸，全身极度乏力，舌质淡，有齿痕，苔薄，脉沉细弱。可选用肾系列方：知柏地黄汤、六味地黄汤、参芪地黄汤、桂附地黄汤、右归丸。

6.3 肝虚瘀滞络阻：常见于病程缠绵、经久不愈，长期卧床，缓慢进展和复发，兼见面色晦滞，精神萎顿，形体消瘦，倦怠短气，目眶深陷，或黑稀便，小便不利，形体虚盛，唇甲微紫，肌肤甲错，皮肤出血、瘀斑，痴呆，或有抽搐、痉厥，舌胖大紫暗，苔白滑腻，脉沉弦滑。可选用治肝系列八法：疏肝（肝郁）：小柴胡汤、逍遥散；柔肝（肝阴虚）：芍药甘草汤、一贯煎；镇肝（肝阳亢）：镇肝熄风汤、柴胡加龙骨牡蛎汤；暖肝（肝寒）：桂枝汤、吴茱萸汤；清肝（肝火）：柴胡清肝汤、凉膈散；泻肝（肝经湿热）：龙胆泻肝汤、当

· 243 ·

归龙荟丸；养肝（肝血虚）：四物汤、杞菊地黄汤；搜肝（肝络不通）：肝着汤、牵正散。

（齐文升）

第三十二章　肿瘤危重症

定义：肿瘤危重症是指恶性肿瘤患者在疾病过程中发生的危象或严重合并症及并发症。常见有上腔静脉综合征、恶性心包积液、颅内压增高症、急性肿瘤溶解综合征、恶性肿瘤相关性高钙血症、脊髓压迫症、抗癌药物引起的不良反应等。

1. 上腔静脉综合征：指各种不同病因引起的上腔静脉部分或完全梗阻，致使血液回流受阻所产生的一组症状与体征。

1.1　临床表现：呼吸困难，头面部水肿，胸部及上肢水肿，头痛、颈静脉扩张，胸壁静脉曲张，咳嗽、咯血、声带麻痹，甚至出现颅内压增高症状。

1.2　诊断：症状和体征；胸片可见上纵隔肿块；CT 或 MRI 可见上腔静脉或支气管受压。

1.3　治疗：一般处理包括半卧位，吸氧，糖皮质激素，使用抗凝剂；放射治疗仍为主要的治疗方法；对化疗敏感肿瘤或肿瘤过大，可先用化疗后放疗；手术治疗；金属支架植入。

2. 恶性心包积液：恶性肿瘤转移心包所致。

2.1　临床表现：呼吸困难、不能平卧、咳嗽、胸闷、心悸、胸痛等。

2.2　诊断：心包腔压力升高导致的严重血流动力学变化及体循环淤血表现；超声心动证实心包积液。

2.3 治疗：一般处理包括吸氧，糖皮质激素和利尿剂可适当使用；严重者心包穿刺抽液解除心脏压塞。

3. 颅内压增高症：颅内或脑内肿瘤引起颅内压 ≥ 200mmHg。

3.1 临床表现：头痛、呕吐和视神经盘水肿"三联症"。

3.2 诊断：典型临床表现；CT 或 MRI 有颅内病变；腰椎穿刺颅内压增高。

3.3 治疗：控制液体入量；糖皮质激素联合脱水及利尿；放化疗或手术治疗。

4. 急性肿瘤溶解综合征：肿瘤治疗过程中，由于对化疗药物敏感的肿瘤细胞大量溶解破坏，释放其内容物而引起的严重代谢紊乱性疾病。

4.1 临床表现：高尿酸血症和急性肾功能衰竭，高磷血症与低钙血症，高钾血症。

4.2 诊断：恶性肿瘤患者化疗后血尿酸、电解质、尿素氮及肌酐超过正常值。

4.3 治疗：补液扩容同时加强利尿，以加速尿酸排泄；别嘌呤醇抑制尿酸产生；维持水、电解质平衡；经上述治疗无效时可行血液滤过治疗。

5. 恶性肿瘤相关性高钙血症：指高钙血症是由甲状旁腺以外的组织或气管的恶性肿瘤所导致者。

5.1 临床表现：恶心、呕吐、便秘、腹胀、腹痛、疲乏无力、反应迟钝、精神异常、说话不清、口渴，严重者幻觉、烦躁、惊厥、癫痫，当血钙大于 4mmol/L 时出现嗜睡、昏迷，心脏停搏死亡。

5.2 诊断：晚期恶性肿瘤患者血清钙浓度超过2.75mmol/L。

5.3 治疗：补液利尿联合糖皮质激素可加强利尿排钙，降钙素可增加肾脏对钙的清除。

6. 脊髓压迫症：由于脊柱或椎管内占位性病变引起脊髓、脊神经根及供应脊髓的血管受压迫，引起的以背痛、运动障碍、感觉改变、括约肌功能障碍等为特点的一组临床综合征。

6.1 临床表现：背痛、运动障碍、感觉改变、括约肌功能障碍。

6.2 诊断：有典型临床表现，脊髓 CT 或 MRI 显示病变部位。

6.3 治疗：糖皮质激素联合甘露醇脱水，减轻脊髓压迫；放化疗或手术治疗。

7. 抗癌药物引起的不良反应：主要包括心脏毒性反应和骨髓抑制。

7.1 心脏毒性反应的防治应加强心电图及心肌酶学监测，应用药物保护心脏。

7.2 骨髓抑制的防治应严密监测外周血象，中性粒细胞减少者应预防感染，可予重组人粒细胞刺激因子；血小板减少者可予重组人白介素Ⅱ，必要时输注血小板；贫血者可予促红细胞生成素，必要时输血。

8. 中医治疗

8.1 痰瘀结胸证：证见呼吸困难，不能平卧，咳嗽，胸闷胸痛，心悸头痛，头面部水肿，胸部及上肢水肿，甚则咯血，舌胖紫暗，苔白腻，脉弦滑。治宜破瘀豁痰下气，方用大陷胸汤、大陷胸丸、抵挡汤、桃核承气汤。

8.2　浊饮上逆证：证见巅顶头痛，泛泛欲吐，或干呕，或吐清涎冷沫，眩晕，胸满脘痛，畏寒肢冷，甚则伴手足逆冷，烦躁不宁，舌淡苔白滑，脉沉弦或迟。治宜温经散寒，蠲饮降逆，方用吴茱萸汤、侯氏黑散、清震汤。

8.3　瘀阻脑络证：证见恶心呕吐，腹胀背痛，口干便秘，面晦不泽，头晕头痛，疲乏无力，反应迟钝，精神异常，运动感觉障碍，甚者烦躁惊厥，舌质暗红或有瘀斑，舌苔薄白，脉涩或弦。治宜活血化瘀，息风通络，方用通窍活血汤、神仙解语丹。

8.4　湿浊瘀滞证：证见肢体或全身水肿，阴部漫肿，或腹大痞胀，身体困重，面色爪甲㿠白或紫暗，小便短少，胸闷纳呆，舌胖淡暗，苔白滑，脉濡滑或濡涩。治宜疏凿饮子，方用消水圣愈汤、牡蛎泽泻散。

8.5　气血亏虚证：证见神疲乏力，心悸气短，头晕眼花，耳鸣失眠，自汗懒言，面色淡白或萎黄无华，头晕目眩，唇甲色淡，皮肤干燥，毛发枯萎，手足麻木，精神恍惚，舌淡胖，苔白少，脉沉缓弱。治宜益气养血，安神生髓，方用补中益气汤、人参养荣汤、归芍地黄汤。

（王颖辉　齐文升）

248

第三十三章 毛细血管渗漏综合征

1. 定义：毛细血管渗漏综合征（capillary leak syndrome，CLS）是由于炎症造成广泛的毛细血管内皮损伤，血管通透性增加，继而出现大量血浆蛋白渗漏至组织间，导致高渗性水肿而严重影响器官功能的一组综合征。

2. 临床表现：以有效血容量减少的低血压、低白蛋白血症、周身水肿为三联征。临床常见胸腔积液、腹腔积液、心包积液、肺水肿、弥漫性皮下水肿等，严重者造成心、脑、肾等重要脏器灌注不足，最终导致多脏器功能衰竭。

3. 发病机制：根本机制是毛细血管内皮损伤和通透性增加。目前公认的病理机制主要包括以下两种。

3.1　炎症因子破坏血管屏障

◆ 细菌内毒素。

◆ 细胞因子：IL－1、IL－6、TNF－a、磷脂酶 A2 等炎症介质。

◆ 白细胞产物：氧自由基。

◆ 花生四烯酸代谢产物。

◆ 血管内皮细胞生长因子（VEGF）。

3.2　毛细血管自身变化，主要是多糖包被的破坏。

4. 诊断要点

◆ 存在脓毒症或外伤。

◆ 全身性水肿、低血压。

◆ 少尿、低蛋白血症。

◆ 输注晶体液后水肿加重。

5. 治疗方法

5.1　氧疗，积极处理原发病。

5.2　胶体扩容，纠正低血压。

◆ 首选大分子胶体液，如琥珀酰明胶注射液、羟乙基淀粉注射液（本药急性胰腺炎慎用）等。

◆ 天然胶体，如人血白蛋白、新鲜血浆、红细胞悬液等。

◆ 高渗氯化钠注射液。

5.3　小剂量糖皮质激素，氢化泼尼松 15～20mg/d；

5.4　细胞毒性酶抑制剂，乌司他丁 30 万 U/d。

5.5　CRRT：药物疗效不佳，伴有严重心肺肾功能衰竭的优选。

6. 中医治疗

本征病在脾肾，脾运无力，精微流为水湿；肾精不足，气化无源，因此，治疗重点在于补养精微，化气利水。

脾肾阳虚水泛证：周身浮肿，腰以下或低垂部位尤甚，按之没指，小便短少，或日少夜多，并见心悸气短，咳嗽气喘，动则喘促，舌质淡胖有齿印，苔白滑，脉沉细迟。治宜温肾助阳，化气利水，方用真武汤、猪苓汤、济生肾气丸。

参附注射液。

鼻饲高蛋白饮食，如牛羊肉、鸡猪肉、海参、海虾、泥鳅、黄鳝等。

（付　征　齐文升）

第三十四章　术后麻醉恢复

1. 术后患者返 ICU 接收程序

◆ 如有气管插管，接 ICU 呼吸机，建议模式 A/C 或 SIMV，待患者意识及自主呼吸恢复可改为 PS 模式。

◆ 监测生命体征。

◆ 向麻醉科及外科医生了解患者术前、术中及引流管情况。

2. 术后患者医嘱注意事项

◆ 原则上术中平稳的，根据患者循环、心功能状况适当给予液体。

◆ 胃肠道完整且意识清楚、生命体征平稳者术后 6 小时可进食，胃肠道手术者第二天给予 TPN 制剂。

◆ 当天急查血常规、急诊生化 + 生化五 + cTNI、弥散性血管内凝血、快速血气分析、床旁胸片及心电图，骨科术后患者拍手术部位 X 光片。

◆ 术后抗生素使用：I 类切口，使用二代头孢类抗生素预防用药，原则上禁止联合用药或使用喹诺酮类药物作为预防用药。不建议使用氨基糖苷类作为预防用药。II 类切口（相对清洁），胃肠道手术可使用二、三代头孢类抗生素，预防用药时限应控制在 48 小时之内，深部大型手术，无并发感染者应在术后 96 ~ 120 小时内停用抗生素。

◆ 术后抗凝：如无出血等禁忌者在术后 24 小时，给予低分子量肝素抗凝，以避免深静脉血栓形成。

◆ 对苏醒延迟者，除外其他原因后，可静点醒脑静注射液开窍醒神，加味通关散雾化吸入催醒；血压偏低者，静点生脉注射液益气养阴。中医汤剂应针对原发病进行治疗。

3. 与手术医生及时沟通

如引流管引流液突然增多、颜色呈新鲜血性或生命体征波动，应第一时间通知手术医生，急查血常规或手术部位超声以除外出血。

（王颖辉　齐文升）